DES

GANGRÈNES SPONTANÉES

PAR

le Dr Édouard RONDOT

ANCIEN INTERNE DES HÔPITAUX DE PARIS

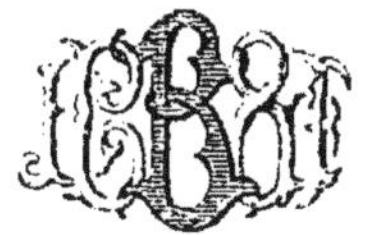

PARIS

LIBRAIRIE J.-B. BAILLIÈRE ET FILS

19, RUE HAUTEFEUILLE, PRÈS DU BOULEVARD SAINT-GERMAIN

—

1880

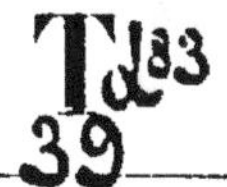

DES

GANGRÈNES SPONTANÉES

PARIS. — IMPRIMERIE DE E. DONNAUD,
1, RUE CASSETTE, 1

DES

GANGRÈNES SPONTANÉES

PAR

le Dr Édouard RONDOT

ANCIEN INTERNE DES HÔPITAUX DE PARIS

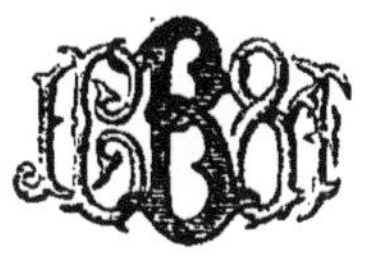

PARIS

LIBRAIRIE J.-B. BAILLIÈRE ET FILS

19, RUE HAUTEFEUILLE, PRÈS DU BOULEVARD SAINT-GERMAIN

1880

DES GANGRÈNES SPONTANÉES

GÉNÉRALITÉS

Les gangrènes spontanées sont celles qui surviennent
en dehors des traumatismes.

Dans toutes les affections qui se compliquent de gangrène, celle-ci n'est pas par elle-même un processus
distinct, mais un symptôme que prépare une modification préalable des tissus. Quelle que soit sa cause immédiate, au milieu des circonstances multiples qui
déterminent son apparition, elle se traduit par un fait
toujours identique, c'est la mort locale avec des caractères spéciaux. Et cette mortification, avec ou sans symptômes putrides, n'est ici qu'un phénomène ultime dont
la raison première nous échappe.

Si l'on envisage les gangrènes au point de vue de
l'observation clinique, on voit qu'elles succèdent le
plus souvent à l'action d'agents extérieurs, physiques
et chimiques, ou à des traumatismes. C'est ainsi que
la pathologie chirurgicale revendique les gangrènes

qui surviennent sur les téguments à la suite de l'impression du froid, celles qui résultent d'une infection dont
une plaie entraîne le développement, celles qui, sans
solution de continuité appréciable, sont consécutives
à des contusions violentes, à des fractures, et revêtent
parfois une marche foudroyante.

Les gangrènes spontanées se développent dans des
conditions qu'il est souvent très-difficile de reconnaître
pendant la vie : mais ici, l'individu n'emprunte pas à
des causes extérieures les lésions qui vont déterminer
la mortification. C'est par la souffrance de ses organes,
et dans des troubles de la circulation, de l'innervation, qu'il subira les atteintes de la gangrène, sans que
nous puissions affirmer ses raisons immédiates. Et les
gangrènes sont dites spontanées, non pas qu'on envisage
l'hypothèse de leur développement sans altération matérielle, mais quand leurs causes prochaines nous échappent ; c'est le sens le plus général dans lequel on puisse
comprendre l'expression de *gangrènes spontanées*, et
c'est celui que lui attribuent MM. Hardy et Béhier. On
trouve cependant, jusque dans les thèses de ces dernières années, la gangrène spontanée décrite comme
synonyme de gangrène sénile, de gangrène des extrémités, et bien des médecins n'étudient dans les gangrènes spontanées que les gangrènes des extrémités.
Or, la gangrène qui survient dans un membre à la suite
d'une embolie ou d'une thrombose n'est ni plus ni moins
spontanée que celle qui succède à leur présence dans
l'artère pulmonaire par exemple ; et si l'on peut saisir

une différence dans leur mode d'évolution, c'est surtout dans la gangrène des extrémités qu'on a le mieux la facilité de l'apprécier pendant la vie. Étant donnée cette commune origine, toutes deux au même titre rentrent dans la classe des gangrènes spontanées. Cette dénomination ne peut donc être exclusivement attribuée à certaines gangrènes des extrémités pas plus qu'à certains gangrènes du poumon. En partant de cette considération nous sommes amené à réunir les gangrènes médicales suivant leurs causes ; leurs lésions et leurs symptômes ont également des rapports communs, et quels que soient l'organe ou les parties affectés, tantôt la gangrène est méconnue, tantôt elle se révèle par des signes pathognomoniques.

Je crois donc en comprenant dans ce sens large les gangrènes spontanées, entrer dans les vues du jury ; et je décrirai successivement les causes, l'anatomie pathologique, les symptômes, le diagnostic et le traitement des gangrènes, en montrant dans chacun de ces chapitres comment elles peuvent se présenter avec un ensemble de caractères cliniques différents, suivant les causes locales ou générales qui président à leur développement. Sans consacrer une étude séparée à la gangrène spontanée de chaque organe ou des téguments, ce qui m'entraînerait à envisager la gangrène de la peau, des extrémités, des muqueuses, des différents viscères, j'essaierai de les réunir dans une même description, en tenant compte des variétés que la clinique seule nous impose.

Toutefois je crois qu'il n'est pas inutile de limiter mon sujet, et dans ce but, il est indispensable d'établir ce qu'on doit entendre par gangrène. Son étymologie (γαγγραινω, je dévore) exprime d'une façon générale l'idée de destruction, et plusieurs auteurs lui rapportent en effet toutes les mortifications dont la cause immédiate est la suspension de la nutrition dans une partie privée du contact du sang artériel. C'est ainsi que les infarctus des viscères devraient être considérés comme une forme de gangrène ; mais la difficulté d'accepter une telle interprétation, c'est que sur le même organe, il arrive qu'on rencontre plusieurs oblitérations artérielles, avec des infarctus de nature différente. La mortification, la nécrose, comme dit Virchow, est leur terme commun ; mais quelques-uns diffèrent par les signes de la putréfaction, leur odeur est celle des matières en décomposition et l'on trouve dans les tissus mortifiés les organismes de la fermentation putride. Nous connaissons aujourd'hui l'origine de ces foyers par embolies gangréneuses, et l'on sait que ce sont des infarctus spéciaux, qui sont, pour les organes à l'abri du contact de l'air, les causes principales des gangrènes qu'on y rencontre.

Il semble donc assez naturel de rapprocher toutes les lésions qui résultent de la suspension du cours du sang et de les rapporter, soit à la *nécrose*, soit à la *gangrène putride*, celle-ci ne survenant que dans les points de l'économie soumis à l'action des gaz ou de l'air : la peau, certaines muqueuses, le poumon, les intestins.

Cette division n'est cependant pas applicable à tous les cas. L'oblitération des artères d'un membre amène le plus souvent la gangrène avec des symptômes putrides ; elle constitue donc une vraie gangrène ; la *momification*, la gangrène *sèche*, serait comparable aux simples *nécroses*, car les phénomènes de la putréfaction s'y rencontrent assez rarement. Il est difficile de tenir compte de ces divisions : la gangrène sèche des extrémités procède des mêmes causes que la gangrène humide : endartérite, embolie, thrombose. De plus, il est des cas de gangrène sèche où l'odeur caractéristique est aussi accentuée que dans les gangrènes humides. Ce sont donc des formes, des types distincts dans les détails, mais qu'il faut réunir sous le même titre de gangrènes. La classification dans laquelle on englobe toutes les altérations destructives est excellente au point de vue des faits généraux qu'elle embrasse ; et si nous pouvons considérer comme procédant d'un mécanisme identique la fonte et la régression d'un certain nombre de lésions anatomiques, nous devons cependant nous restreindre à n'envisager les gangrènes qu'au point de vue des caractères spéciaux qui la font reconnaître, et pour lesquels le doute est rarement permis.

La formation d'*eschares* en est le symptôme commun : ce sont des portions de tissus dans lesquelles les fonctions de nutrition sont abolies ; leur coloration est noire presque toujours, et elles s'accompagnent ordinairement d'un travail destiné à les séparer des parties vivantes ; enfin elles sont le siège de modifications

chimiques spéciales analogues à celles que l'on rencontre dans les tissus animaux en putréfaction.

Les gangrènes spontanées présentent un certain
nombre de variétés en rapport avec leur siège, et qui
sont :

1° Les gangrènes des *muqueuses* ;

2° Les gangrènes de la *peau*, dans lesquelles nous
trouvons les eschares du décubitus aigu ou chronique.
Les furoncles, les anthrax, le phlegmon diffus, sont
par eux-mêmes de véritables nécroses, mais leur
nature *gangréneuse* se manifeste très-fréquemment chez
les diabétiques, et leur étude n'appartient à mon sujet
que par le côté étiologique de la question qu'ils soulèvent;

3° Les gangrènes *viscérales*, dont la plus importante
est celle du poumon ;

4° Les gangrènes des *extrémités*, dont on connaît
plusieurs catégories, telles que :

La gangrène *sénile* proprement dite, par endartérite
hypertrophique avec thrombose ;

Les gangrènes par embolie, ou par thrombose des
maladies générales et *des cachexies*;

La gangrène *symétrique* ;

La gangrène par *ergotisme*.

Sans entrer dans l'histoire détaillée de ces variétés,
j'insisterai dans l'étiologie, sur leurs rapports avec les
maladies générales, fébriles ou non fébriles, avec les
cachexies et quelques intoxications. Nous verrons en

traitant des symptômes et du diagnostic, que chacune d'elles a ses signes particuliers, mais avec des
modalités différentes suivant toutes ces causes générales.

HISTORIQUE

Les descriptions que nous ont laissées les anciens
se rapportent pour la plupart aux gangrènes qui succèdent à des traumatismes; quant aux gangrènes
spontanées, celles des téguments et des extrémités sont
les seules dont nous puissions tenir compte dans leurs
écrits. C'est qu'en effet, si nous voyons, depuis Galien,
la gangrène viscérale mentionnée dans de rares mémoires, il faut prendre en considération que le mot
gangrène s'appliquait à des lésions que l'anatomie pathologique a séparées depuis. Pour le cerveau, la gangrène comprenait tous les faits de ramollissement de
cet organe, et pour les poumons, toutes les altérations
destructives qui peuvent s'y développer.

Avant la publication du premier traité dogmatique
sur la gangrène, que nous devons à Fabrice de Hil-

den (1593), cette complication se trouve signalée, soit
à la suite des maladies « de mauvaise nature » (Hippocrate), soit dans le cours de ces grandes épidémies
de fièvres pestilentielles dont les descriptions sont assez
peu explicites en ce qui concerne notre sujet. Monneret,
dans son article du *Compendium*, admet avec M. Littré
que la gangrène des extrémités doit être désignée dans
ce passage d'Hippocrate où nous apprenons que Criton
mourut au second jour d'une affection aiguë, marquée
par un gonflement du pied s'accompagnant de phlyctènes noires.

Quant à la gangrène des téguments, aux eschares qui
surviennent dans les fièvres, dans les maladies générales, nombre d'auteurs qui ont écrit sur les épidémies
de scorbut, de peste, de typhus, en font mention, mais
sans y consacrer une étude spéciale.

Il faut arriver au xᵉ siècle (*Chroniques* de Frodoart,
945) pour découvrir l'indication d'accidents gangréneux dans les épidémies qui firent tant de vic-
times en Europe, et qu'on a attribuées à l'ergot de seigle
(mal des ardents), mais qui appartiennent également
aux manifestations de la peste (feu Saint-Antoine). C'est
à Noël qu'on doit une des premières relations d'ergotisme gangréneux (1709); Vétillard (1770), dans le
Maine, Read (1774), Salerne (1775), nous ont laissé des
descriptions de ces mutilations affreuses, dont l'origine
fut définitivement attribuée à l'usage du seigle ergoté,
depuis le travail de Paulet, Saillant, de Jussieu et Teissier
(1770). Nous n'en voyons plus de nos jours que de

rares exemples et c'est par faits isolés qu'il nous est encore donné de les observer.

La gangrène de la bouche est, après l'ergotisme gangréneux, celle dont l'histoire est la plus reculée. Mentionnée par Fabrice de Hilden qui cite trois observations de gangrène des joues, Battus la décrit en 1620, et Van der Voord lui donne le nom de cancer aqueux (Water-Kanker), Van Lil celui d'*ulcus noma*. Mais tandis qu'elle règne épidémiquement en Hollande, accompagnant le scorbut, on l'observe en Suède, en Angleterre, et ce n'est qu'après avoir été signalée par Poupart, Saviart, Capdeville, qu'elle commence à être connue en France avec le mémoire de Baron (1816).

Les manifestations gangréneuses des téguments qui surviennent dans le cours des fièvres, celles de la peste, du scorbut, étaient bien connues, et l'on notait déjà quelques cas rares de gangrène des extrémités en dehors de l'ergotisme. Fabrice de Hilden en avait rencontré deux dans le cours de la peste (1593), et Denis Fournier la mentionnait comme une complication de cette maladie (1670).

En 1703, une jeune fille ayant perdu les bras à la suite d'une fièvre, présente à l'Académie des sciences ses mains complètement momifiées.

Quesnay (1749) établit la distinction entre la forme *sèche* de la gangrène, qu'il rattache à l'obstruction des artères, et la forme *humide* qui provient du retard du sang dans les capillaires veineux. Cette division, adoptée depuis par Sauvages, nous est restée.

C'est de cette époque que datent les premiers travaux sur la gangrène *sénile*, qui comprend alors toutes les variétés de gangrène des extrémités. Les chirurgiens avaient constaté l'absence d'écoulement sanguin dans les amputations nécessitées par le sphacèle des membres. Van Swieten, Morgagni, admettent le rapport entre la gangrène sèche et les ossifications des artères. Pott et Jranroy (1779) considèrent la gangrène des extrémités comme plus fréquente chez les gens riches, dont la nourriture est très succulente.

En 1811, Latham signale la coïncidence du diabète et des gangrènes.

Hildenbrand les observe dans le typhus et insiste sur le sphacèle du nez comme reliquat de la maladie.

En 1816 Baron publie son mémoire sur la gangrène de la bouche, Isnard (1818) en reproduit les principales données.

La gangrène sénile est étudiée par Hébréard (1817) et Avisard (1819). Ce dernier admet l'influence combinée des concrétions des artères et de leur ossification. A ce moment, au cours d'une fièvre éphémère, Borsieri observait une artérite aiguë terminée par gangrène : c'était le début de la période où l'inflammation des artères allait expliquer toutes les gangrènes, jusqu'à ce que l'anatomie pathologique eût éclairé l'histoire des concrétions sanguines et de l'artérite. C'est sur cette donnée que Dupuytren et Roche s'engagèrent à la suite de Broussais, et dont les plus célèbres défenseurs furent V. Andry, Gendrin, Bricheteau, Delpech et Dubreuil, Cruveilhier, Bégin.

En 1823, Bretonneau rattache à l'angine diphtéritique les angines gangréneuses des anciens ; mais cette variété quoique très rare, est admise et démontrée plus tard par les auteurs du Compendium de médecine et par Rilliet et Barthez. Quelques faits l'ont établie d'une manière indiscutable : celui de Gubler est un des plus probants.

En 1827, Duncan signale les rapports de la gangrène et du diabète. Keraudren l'observe aux extrémités dans la fièvre jaune, et cinq ans plus tard dans le typhus.

Le traité de Courhaut qui paraît à cette date, contient des faits d'ergotisme gangréneux avec autopsie. L'auteur a constaté sur le cadavre le rétrécissement des artères : *« On trouve à l'autopsie les troncs artériels réduits au seul rapprochement de leurs tuniques dont la couleur est brune et leurs calibres rétrécis au point de permettre à peine l'introduction d'un stylet. »*

Enfin la thèse de Legroux sur les concrétions sanguines marque le point de départ des travaux nombreux qui aboutirent à la connaissance de l'embolie et de la thrombose et par suite à des notions plus précises sur la pathogénie des gangrènes spontanées.

En 1828, Allibert repousse l'artérite, et cherche dans l'altération du sang la cause de la gangrène des extrémités, que Delpech et Dubreuil rapportent au contraire à l'inflammation des capillaires.

La gangrène de la bouche et celle de la vulve sont
exposées par Richter dans un mémoire qui ne fut traduit
en France qu'en 1838 et sur lequel MM. Barthez et Rilliet
ont basé leur description de la gangrène de la vulve et
de la peau.

Avec le *Traité de l'auscultation médiate* commence
l'histoire de la gangrène pulmonaire. Laënnec la décrit
dans tous ses détails, la montre subordonnée au mauvais état général du malade, marque ses degrés de
fréquence dans les différentes maladies du poumon, et
en établit tous les symptômes.

A l'année 1832 remonte le mémoire de Victor François, qui rapporte les gangrènes des extrémités à l'interruption du cours du sang coïncidant avec la diminution
de l'influx nerveux : il croit à l'action prépondérante
de l'artérite, tout en reconnaissant celle des concrétions
sanguines, et se demande si des caillots partis du cœur
ou des gros vaisseaux ne pourraient amener une oblitération des artères des membres.

La gangrène est observée dans le choléra par
M. Bouillaud qui la rencontre sur la muqueuse de l'intestin et de l'estomac, et par M. Gendrin qui la constate
sur la langue, le nez et la peau.

En 1836, Guislain fait connaître la fréquence de la
gangrène chez les aliénés déments ou paralytiques et
l'attribue, soit à la dépression du système nerveux, soit
à l'inanition dans laquelle ces malades se laissent tomber.
Foville devait montrer que le plus souvent la gangrène
du poumon se développe après les eschares du sacrum,

fait dont la réalité a été démontrée par l'étude des embolies gangréneuses.

La part du système veineux dans l'étiologie de la gangrène est mise en évidence par Godin, qui lui rapporte la forme humide et l'œdème dont elle s'accompagne quelquefois.

La coïncidence fréquente de l'apoplexie et de la gangrène pulmonaire est étudiée par Genest qui l'attribue à l'action de l'air sur le sang sorti des vaisseaux.

Monneret, dans le *Compendium de médecine*, donne une description de la gangrène en général, où se trouvent consignées toutes les connaissances qui ont trait à cette question.

En 1838, l'histoire des concrétions sanguines est complètement exposée par M. Hardy, dans sa thèse d'agrégation.

Nous arrivons alors aux travaux de Cruveilhier : il étudie les gangrènes, et sous le nom de *cadavérisation*, désigne cette variété qui reproduit l'aspect des fœtus des grossesses extra-utérines. L'artérite des capillaires lui explique seule la gangrène des membres chez les vieillards; et il rattache à la migration des caillots les accidents brusques qui amènent la gangrène des extrémités.

En 1841, M. Briquet fait connaître la gangrène des extrémités bronchiques.

MM. Barthez et Rilliet, dans leur *Traité des maladies des enfants*, 1843, étudient toutes les gangrènes et établissent leurs connexions avec les fièvres éruptives et les maladies générales.

En 1847, paraît la première observation de Virchow concernant une gangrène du cerveau survenant à la période terminale d'une gangrène du poumon ; cinq ans plus tard il en publiait une seconde. La théorie de l'embolie prenait naissance et la métastase gangréneuse était déjà clairement indiquée. (*Brand Metastase von des Lung auf des Gehirn.*)

Nous voyons alors l'artérite dans ses rapports avec la gangrène spontanée des extrémités, défendue par Geadrin et par Brichetcau.

M. Charcot publie une observation de gangrène du poumon sans que l'odeur caractéristique ait été perçue pendant la vie ; il la rapproche d'un cas de Griesinger et établit ses relations avec le diabète.

Le 13 avril 1855, Marchal (de Calvi) communique un premier fait qui montre le rapport du diabète avec la gangrène des extrémités et qui marque le début des études qu'il devait poursuivre sur les gangrènes diabétiques. A une date un peu antérieure, Hodgkin traitant le même sujet devant la société harveienne de Londres, communiquait quatre cas de mort et faisait de la gangrène diabétique une variété distincte.

La gangrène des extrémités survenant dans le déclin ou à la période d'état de la dothiénentérie n'avait pas fait l'objet d'un travail spécial avant celui de Bourgeois (d'Étampes) (1857). Ces accidents, bien qu'indiqués par quelques médecins, n'étaient pas connus dans la science et

l'on comprend que des observa.. . s distingués qui ne les
avaient jamais rencontrés, fussent portés à douter de la
nature des phénomènes généraux sur lesquels Bourgeois
était peu explicite, doute qu'augmentait encore l'absence
de l'examen nécroscopique. Béhier contesta le diagnostic
de fièvre typhoïde, M. Dechambre se rangea de son
avis. Aujourd'hui que nous connaissons un nombre re-
lativement important d'observations analogues, nous
sommes moins surpris par cette coïncidence de la fièvre
typhoïde et d'une oblitération artérielle des membres ;
et si Bourgeois ne s'est pas beaucoup étendu sur les signes de la fièvre qu'il avait observée, il est facile de
reconnaître que cette fièvre était continue et que, dans
plusieurs cas, son diagnostic paraît indiscutable.

On commence dès cette époque à connaître le rôle
de l'embolie dans l'oblitération rapide des artères.
Schützenberger en signale un fait, bientôt suivi d'une
observation de gangrène consécutive à l'obstruction des
artères tibiale et péronière, et il décrit, d'après Roki-
tansky et Virchow, l'obturation par embolie. Legroux
avait déjà rapporté deux observations (1827-1836)
qui établissaient très-nettement le mode d'action des
caillots migrateurs dans la production de la gangrène
des extrémités.

En 1858, Fritz fait paraître une revue critique sur
les gangrènes diabétiques, et Griesinger (cité par M.
Charcot) montre que sur cent diabétiques, dix sont
exposés à l'éventualité d'accidents gangréneux.

Sous le nom de pneumonie disséquante gangréneuse

MM. Charcot et Ball, en 1860, rapportent un cas de gangrène pulmonaire avec eschare pédiculée presque complètement isolée du parenchyme qui l'entoure ; le malade, atteint d'une affection du cœur avec anasarque, avait été rapidement enlevé par un érysipèle gangréneux dont le point de départ était la plaie cutanée d'une ponction abdominale. Pour expliquer le développement de la gangrène du poumon, MM. Charcot et Ball admettent la formation à distance, par métastase gangréneuse, de lésions secondaires : c'était une observation concluante en faveur de l'embolie gangréneuse.

L'année suivante, M. Charcot fait l'historique des gangrènes diabétiques et montre qu'elles étaient connues en Angleterre bien avant les travaux de Marchal (de Calvi) qui, le premier en France, en fit une étude d'ensemble.

En 1862, M. Maurice Raynaud décrit la gangrène symétrique des extrémités comme un type distinct, bien tranché ; il en rattache la cause à une excitation nerveuse vaso-motrice d'origine centrale, dans les cas fréquents où l'on ne trouve pas d'oblitération vasculaire qui puisse l'expliquer.

Trousseau consacre une de ses cliniques à la gangrène des extrémités dans la fièvre typhoïde et rapporte un fait du Dʳ Blondeau qui date de l'année 1847. Il admet l'oblitération autochtone par altération du sang et l'artérite consécutive ; la tendance à la mortification des tissus s'ajoute à cette lésion pour amener la gangrène.

Que'ques travaux sur les gangrènes diabétiques sont publiés en 1863-64. Marchal expose ses recherches dans une importante monographie qui contient 147 observations; il émet en même temps l'hypothèse d'une artérite capillaire comme point de départ de la mortification.

M. Potain rapporte une autopsie de gangrène diabétique, avec lésions artérielles et concrétions sanguines, fait dont on n'a signalé que quelques exemples. La coagulation avait pour point de départ une plaque d'athérome de la fémorale profonde, et la portion du caillot qui faisait saillie dans la crurale avait été probablement détachée et portée dans la poplitée qu'elle avait obturée secondairement. Le cœur et l'aorte ne présentaient pas d'altérations.

En 1865, M. Charcot démontre l'existence de la thrombose artérielle chez les cancéreux, et sur 7 observations en donne 2 dans lesquelles la gangrène des extrémités se rencontre avec des coagulations autochtones. M. Benni, son élève, publie dans sa thèse des faits analogues recueillis à la Salpêtrière : la gangrène consécutive aux thromboses cachectiques y est observée dans le cancer et la phtisie; l'ostéomalacie sénile peut également s'en compliquer comme le démontrent deux observations de M. Vulpian, où les artères des membres sont saines, dans un cas, et ne présentent que des lésions insignifiantes dans l'autre. Il insiste sur les coagulations spontanées dans les maladies générales et montre comment l'endartérite hypertrophique qu'il décrit d'après les leçons de M. Vulpian, se combine avec la thrombose pour amener la gangrène sénile ; il signale enfin la rareté de cette complication chez les vieillards, sans lésion des artères, sans cachexie et où le cœur seul peut être mis en cause, ainsi que l'admet Virchow.

Les gangrènes dans le choléra font l'objet d'un mémoire de Mouchet qui ajoute, dans sa thèse, un fait de gangrène du poumon à ceux de Berton et de Michel Lévy ; sur trois cas de gangrène des téguments qu'il rapporte, deux s'étaient développés à la suite d'une lésion cutanée (piqûre, vésicatoire). Il observe une fois la gangrène des extrémités, et l'attribue à des oblitérations artérielles. C'est à une époque un peu antérieure, à la fin de l'année 1866, que remontent la plupart des observations sur ce sujet et qui sont dues à MM. Laugier, Lamare, Joffray et Bourdon.

Quelques faits disséminés viennent accroître le nombre des gangrènes des extrémités dans la fièvre typhoïde (Masserell, Pachmayr). Graber (1869), Estlander (1870), observent cette complication dans le typhus.

Dans ses leçons sur les troubles trophiques consécutifs aux maladies de la moelle et du cerveau, M. le professeur Charcot étudie les lésions décrites par Samuel sous le nom de *decubitus acutus*, et établit le siège différent des eschares suivant qu'elles surviennent dans le cours des lésions irritatives de l'un ou de l'autre de ces deux centres nerveux : c'est un nouveau chapitre ajouté à l'histoire des gangrènes de cause nerveuse.

En 1872, M. Lancereaux publie sur les *nécroses et les gangrènes* un travail dans lequel sont analysées au point de vue de l'anatomie pathologique générale, les lésions qui caractérisent la mortification; d'une part on trouve les nécroses, dans lesquelles rentre la gangrène sèche des extrémités, de l'autre, les gangrènes avec putréfaction.

Dumaz, dans sa thèse, établit l'origine embolique de la gangrène des extrémités, au moyen de 29 observations d'une valeur indiscutable : le rhumatisme, dans la plupart, est la cause primordiale; pour quelques-unes, l'obstruction est consécutive à l'accouchement. En ce qui concerne la fièvre typhoïde, il ne croit pas à la formation des thrombus dans les grosses artères, et pense que, sous l'influence de la coagulibilité plus grande du sang, de l'inopexie, la fibrine se dépose d'abord dans le cœur d'où elle se détache sous forme d'embolies. Il est certain que l'embolie peut reconnaître cette origine et déterminer des thromboses secondaires dans le cours de la dothiénentérie : à l'altération du sang, s'ajoute la parésie du muscle cardiaque. Mais en dehors de ces deux conditions, il faut tenir compte de l'endartérite, dont les lésions ne sont pas exceptionnelles, que M. Hayem a rencontrées plusieurs fois, et dont la valeur a été mise en lumière par M. le professeur Potain. Enfin, dans une autre catégorie de faits, la thrombose autochtone ne peut être récusée en doute, et si le volume des vaisseaux dans lesquels on l'a décrite semblait à Dumaz une raison péremptoire pour la rejeter, cette raison ne peut entrer en ligne de compte depuis que nous connaissons la thrombose de l'artère pulmonaire, thrombose qui, dans plusieurs observations de gangrène du poumon, avait pris naissance en dehors des limites des foyers mortifiés, et que n'expliquaient pas des lésions de parois. A cet égard les observations publiées par M. Parrot, et par mon collègue M. Albert Robin, sont des plus concluantes.

C'est à cette époque que remontent les premières expérimentations sur les accidents infectieux des gangrènes. L'analogie de ces phénomènes généraux qui succèdent à la gangrène avec ceux qui se montrent à la suite des plaies, était bien mise en relief depuis qu'on connaissait le mode d'action des embolies capillaires sur la genèse des infarctus purulents ou gangréneux. La preuve anatomique de l'identité du corps oblitérant avec les thromboses imprégnées de matières putrides et formées au voisinage des points sphacelés, avait été plusieurs fois très clairement démontrée, et déjà en 1860, MM. Charcot et Ball comparaient l'infection des malades atteints de gangrène, à l'infection purulente des amputés. Les travaux de Virchow, ceux qui furent entrepris en France depuis M. Ball sur l'embolie, vinrent démontrer la filiation des métastases gangréneuses par l'intermédiaire de la thrombose des veines périphériques ou des veines pulmonaires. Il était donc logique, en présence de cette preuve matérielle, de rechercher dans les qualités septiques du sang, la genèse des phénomènes qu'on observait. L'étude des fermentations, la constatation des

protoorganismes dans le liquide sanguin des individus
atteints de maladies virulentes ou de fièvres infectieuses,
tous les travaux si nombreux, si intéressants qui se rattachent à la septicémie, devaient conduire les observateurs à rechercher le rôle des bactéries, des vibrions,
dans les symptômes graves qui terminent les gangrènes.
Mais les expériences faites dans ce but et les analyses
du sang des malades atteints de gangrènes spontanées
sont encore trop disséminées pour qu'on puisse en
tirer des déductions précises.

En 1873, la gangrène sénile par athérome dont
Benni avait exposé le mode de production, fait l'objet
d'un mémoire de M. Pitres. Au point de vue clinique
et anatomo-pathologique, ses trois observations ont une
grande valeur, en ce qu'elles établissent l'influence
des rétrécissements artériels par endartérite avec ou
sans thrombose, sur l'imminence de la gangrène
qu'accroît encore la faiblesse du cœur. La mortification peut alors se développer d'une manière rapide,
sous l'action d'une cause même très légère qui vient à
suspendre le reste d'une circulation collatérale suffisante pour assurer la nutrition du membre.

La gangrène dans la fièvre typhoïde, et particulièrement celle des extrémités, donne lieu à plusieurs com-
munications intéressantes : des observations de MM. Hayem, Lereboullet, etc. viennent montrer que la question est bien complexe et qu'il faut tenir compte de
l'état du sang, du cœur et des artères, qui tous sont plus
ou moins en souffrance. Cependant dans deux thèses

récentes où sont rapportés les faits de ces dernières années, nous voyons les auteurs conclure à l'embolie pour tous les cas. (*Debierre ; Chauveau.*)

Enfin, dans la période actuelle, le cadre des maladies au cours desquelles peuvent survenir les gangrènes spontanées et en particulier celles des extrémités, s'est notablement élargi, en même temps que diverses formes ont été plus nettement limitées. C'est ainsi que les travaux sur la sclérodermie nous permettent de la séparer de certaines catégories de gangrènes symétriques dans lesquelles, ainsi que l'ont démontré MM. Charcot, Lagrange, etc., les lésions osseuses sont le fait d'une élimination en masse, tandis qu'elle est graduelle, insensible dans la sclérodermie. M. Hardy, en séparant cette maladie en trois variétés, a insisté également sur cet élément de diagnostic pour reconnaître la sclérodermie dactylée.

L'asphyxie locale dans les fièvres intermittentes n'a attiré l'attention des observateurs que depuis le travail de Rey, de Mourson ; et l'attention étant dirigée de ce côté on a trouvé des gangrènes symétriques dans l'intoxication palustre. Les faits de Fischer, de M. Grasset, de M. Moty, sont à cet égard très-démonstratifs. Une observation de ce dernier semble se rapporter à la gangrène par embolies capillaires de la peau.

En 1878, M. Potain donne la preuve clinique de l'existence de l'artérite dans la fièvre typhoïde ; d'où la nécessité de tenir compte de cette lésion dans les gangrènes qui la compliquent. Nous devons aussi à M. Bucquoy une étude complète de la gangrène du poumon et de la forme pleurale en particulier, dont il montre l'évolution spéciale.

Il y a quelques semaines, M. Hardy, dans une de ses cliniques, faisait l'histoire d'une chlorotique qui présenta des gangrènes des extrémités inférieures par embolie. Enfin la gangrène symétrique n'avait pas été observée jusqu'ici dans le cours des néphrites chroniques, et M. Debove a bien voulu nous communiquer l'intéressante observation qu'il a lue à la société médicale des hôpitaux le 27 février dernier.

ÉTIOLOGIE

Un état général mauvais qui se traduit par la nutrition défectueuse des tissus domine toutes les manifestations dont fait partie la gangrène, et c'est par l'intermédiaire d'un sang vicié que cette prédisposition semble prendre naissance. Mais pour en déterminer la localisation, une cause occasionnelle est indispensable et cette cause doit être surtout attribuée aux modifications vasculaires qui déterminent un arrêt plus ou moins complet de la circulation sanguine dans une partie du corps.

Les gangrènes spontanées reconnaissent donc des causes générales et des causes locales ; les premières sont prédisposantes, les secondes occasionnelles. Celles-ci n'aboutissent à la transformation gangréneuse qu'en rencontrant, dans la trame des tissus, des conditions spéciales dont nous ignorons la nature et le mode d'action, mais qui relèvent d'altérations du sang ou de troubles de l'innervation.

J'étudierai successivement l'influence des altérations du système circulatoire, du système nerveux et du sang, et je chercherai ensuite quelle est la part de chacune d'elles dans les gangrènes spontanées, et comment se comportent ces dernières par rapport aux maladies qui s'en accompagnent.

Rôle des artères.

L'obstruction des artères est une des causes les plus fréquentes de gangrène, qu'elle survienne sans lésion des parois, par embolie ou par thrombose autochtone, ou qu'elle soit la conséquence d'une endartérite. Il en résulte un arrêt plus ou moins complet du cours du sang, et suivant que la circulation collatérale se développe ou reste insuffisante, la partie qui dépend de cette artère est exposée à la gangrène.

Dans les viscères où les rameaux artériels se distribuent à des territoires indépendants, comme la rate, le rein, l'arrêt de la circulation amène la production d'un infarctus ; mais la gangrène véritable, avec ses phénomènes putrides, ne survient que dans les cas où l'origine de l'obstruction dépend de la migration de caillots ou de matières imprégnées de substances septiques émanant d'un foyer de gangrène. Sur les membres, l'oblitération des gros troncs est loin d'entrainer fatalement une mortification, comme on l'a vu chez des malades qui présentaient des symptômes de rétrécissement artériel pendant la vie, et dont l'aorte, les iliaques primitives ou les crurales, étaient complètement imperméables au sang. Il en est de même pour ces obstructions considérables de l'artère pulmonaire qui ne comportent pas toujours un pronostic rapidement mortel et qui donnent lieu à des infarctus du poumon sans gangrène. Ici nous touchons à une question plus difficile à élucider ; car d'un côté l'artère pulmonaire est destinée à assurer les modifications que doit subir le sang par les échanges gazeux qui ont leur siège dans les alvéoles, de l'autre les artères bronchiques sont plus spécialement affectées à la nutrition du parenchyme. Cependant l'oblitération de ces deux ordres de vaisseaux peut amener la gangrène, celle des artères bronchiques par insuffisance nutritive, celle des artères pulmonaires par les différentes lésions dont elle s'accompagne et dont la plus importante est l'extravasation des globules du sang sur les limites de la zone de circulation compensatrice : i'action de l'air extérieur est la condition déterminante de la gangrène putride.

Les embolies sont une cause bien nette de gangrène : elles proviennent du cœur, des gros vaisseaux artériels ou des veines. Les fragments qui se détachent du cœur

sont le plus souvent des portions de caillots, parfois
des débris do valvule. Lancés dans le courant de la
grande circulation, ils peuvent être assez nombreux
pour déterminer des obstructions multiples ; et
l'on trouve parfois à l'autopsie d'individus morts
à la suite de gangrène des membres, des infarctus dans les viscères abdominaux ou des ramollisse-
ments du cerveau. Une autre variété d'embolies, sans
prendre naissance dans le cœur, amène également des
accidents analogues ; ce sont celles qui se détachent soit
d'un caillot artériel, soit d'une plaque athéromateuse.
Enfin les coagulations des veines pulmonaires se comportent de la même manière, lorsqu'elles arrivent dans
le ventricule gauche, et c'est ainsi que des fines pous-
sières émanant de thrombus formés dans le voisinage
d'un noyau gangréneux du poumon, vont parfois déterminer l'apparition d'une gangrène dù cerveau, des
viscères abdominaux, et peuvent amener de la même façon la gangrène des téguments. Ce que nous con-
statons ici pour les veines pulmonaires, s'observe
bien plus fréquemment pour les veines de la grande
circulation, et l'embolie qui provient d'une eschare
du sacrum, d'un noma, peut être l'origine d'un
sphacèle pulmonaire. Les caillots émanant des
veines enflammées sont également une cause bien
étudiée de gangrène du poumon ; la phlébite des
membres, celle des veines du bassin en offrent
d'assez fréquents exemples. Dans tous ces faits, c'est
l'oblitération des rameaux de l'artère pulmonaire qui

amène ces accidents, dont les uns, plus constants, sont
en rapport avec l'origine gangréneuse de l'embolie,
tandis que les autres s'expliquent plus difficilement.
On a supposé que la coagulation des ramifications
des artères pulmonaires comprimait les artères bronchiques et diminuait leur calibre : c'est une hypothèse
qu'on ne peut guère invoquer depuis qu'on sait que des
thromboses autochtones ou emboliques de rameaux considérables peuvent évoluer sans entrainer la gangrène.

L'oblitération par thrombose dépend quelquefois
d'une lésion artérielle qui provoque la formation d'un
dépôt fibrineux ; l'endartérite chronique , l'artérite
aiguë agissent de cette façon. La première est une des
conditions qui prédisposent le plus à la gangrène sénile ;
mais l'athérome est si fréquent et la gangrène si rare
chez les vieillards, en dehors d'une cause occasionnelle
comme un traumatisme léger ou le diabète, qu'il ne faut
pas se borner à énoncer ce rapport sans chercher à se
rendre compte du mode d'action des incrustations artérielles. Celles-ci ont pour résultat de ralentir le cours
du sang par deux moyens différents : la perte d'élasti-
cité des artères ne leur permet plus de régler les cir-
culations locales, et les plaques saillantes disséminées ou
réparties uniformément sur le trajet de ces vaisseaux,
sont un obstacle considérable au cours du sang. Mais
tandis que ces altérations se développent graduellement,
la circulation collatérale prend aussi plus d'extension,
au fur et à mesure que la thrombose ajoute à l'obstruction, et ces lésions si fréquentes chez les vieillards ne

sont cependant que très-ràrement suivies de gangrène.
M. Charcot n'en rencontre guère qu'un ou deux cas par
an à la Salpêtrière *(Société anatomique,* 1875. *Réflexions
sur l'observation de MM. Avezou et Béringier)*. M. Pitres
a bien montré l'action du rétrécissement artériel qui
place le membre sous l'imminence de la gangrène;
celle-ci se déclare lorsque la circulation collatérale est
subitement entravée par des thromboses résultant
du ralentissement graduel que subit le cours du sang,
sous la double influence d'un obstacle qui envahit
les derniers rameaux perméables, et de la faiblesse du
cœur atteint de dégénérescence graisseuse.

L'artérite aiguë est très-rarement observée surtout
comme inflammation primitive des vaisseaux de
moyen et de petit calibre : toutefois elle peut être cause
de gangrène des extrémités, lorsqu'un exsudat repousse
d'une façon notable la tunique interne ou que des
bourgeons se développent au point d'amener une diminution considérable du conduit vasculaire. M. Lancereaux n'admet pas qu'elle puisse entrer en ligne de
compte dans les gangrènes qui se produisent pendant le cours des fièvres ou du choléra. Cependant
on l'a constatée dans la fièvre typhoïde d'une manière
indiscutable (MM. Hayem, Lereboullet). Quelques
faits de gangrène des extrémités dans le cours de
la syphilis ont été rapportés à l'artérite : tel est celui
de Podres où l'on trouva *l'inflammation de la tunique externe des artères, la prolifération et la régression
de l'endothélium et l'épaississement des parois ayant*

amené l'oblitération. M. Prout, à l'occasion d'un malade qui avait présenté des symptômes d'obstruction artérielle d'un membre, admet la possibilité de
l'artérite syphilitique dans les vaisseaux périphériques.
Enfin, des lésions artérielles ont été signalées
dans les gangrènes diabétiques par M. Potain, par
Demarquay; dans un cas de Benni où l'on crut à une
oblitération de l'artère brachiale, par un caillot,
on ne trouva pas de coagulation, mais l'humérale pré-
sentait à sa bifurcation *un rétrécissement de son calibre
et un froncement remarquable de sa surface interne.*

La thrombose artérielle peut survenir sans lésion de
parois, et ne reconnaître comme cause que l'*inopexie*,
c'est-à-dire une tendance exagérée du sang à la coagulation. On l'a rencontrée dans la cachexie cancéreuse,
sans altération du cœur et des vaisseaux (MM. Charcot
et Benni), dans la phtisie (Cruveilhier, Despaignet,
Virchow), dans l'ostéomalacie sénile (M. Vulpian, Th.
de Benni), dans la gangrène des extrémités chez deux
vieillards, avec des artères normales. Enfin la thrombose de l'artère pulmonaire s'est montrée d'une façon
primitive dans les observations de MM. C. Baréty,
Parrot et A. Robin, où elle avait précédé la gangrène
du poumon. Dans toutes, la démonstration a été donnée
par l'examen cadavérique.

Enfin la diminution du calibre des artères serait parfois le résultat de l'intoxication par l'ergot de seigle qui,
d'après les expériences de Holmes, porterait son action
sur les fibres musculaires des petits vaisseaux. Cour-

haut avait du reste observé le rétrécissement des artères sur le cadavre d'un individu qui avait succombé à l'ergotisme gangréneux.

Le système nerveux peut également exagérer la contractilité des artères et par cet intermédiaire produire la gangrène des extrémités. J'étudierai ce mode d'action avec les causes nerveuses des gangrènes.

Action des veines.

La seule oblitération des veines est-elle une cause de gangrène? Lower a montré depuis longtemps que leur ligature n'entraîne pas le sphacèle. Dans les cas où l'obstruction veineuse n'était pas douteuse, ou bien les artères subissaient une compression, ou leur examen n'était pas fait sur le cadavre. (cas de Gigon). Bien des auteurs se sont appuyés sur l'observation de Fabrice de Hilden, où la gangrène était attribuée à l'effacement de calibre d'une veine iliaque produit par une tumeur squirrheuse de l'abdomen; mais Cruveilhier a établi qu'il devait porter également sur l'aorte. Il n'admet la gangrène que par oblitération totale des troncs et des collatérales. On comprend la rareté de cette complication, car sur les membres, leur nombre est très-considérable et le retour du sang est assuré par deux réseaux, l'un profond, l'autre sous-cutané, qui communiquent largement entre eux. Un seul cas bien authentique a été recueilli par Brogniart dans le service de Trélat, et publié dans la thèse de Despaignet. L'autopsie pratiquée par M. Ca-

zalis, montra que les artères étaient saines et les
veines iliaques externes ob'itérées par un caillot
ancien, avec leurs parois hypertrophiées ; la gangrène
avait envahi les deux membres inférieurs, et sur
les deux, on trouvait les mômes lésions portant sur
la veine iliaque externe jusqu'au-dessous de la sa-
phène interne qui était également oblitérée. La thrombose des petites ramifications a une action plus
directe sur le sphacèle qui peut succéder à l'étranglement d'une portion d'intestin sur un anneau inexten-
sible, ou qui complique parfois son invagination, et
dans ces cas la cause de la mortification est la même
que dans l'obstruction des artères : c'est l'insuffisance
de l'apport du sang artériel, à laquelle vient toutefois
s'ajouter l'action nuisible des produits destinés à être
éliminés. Dans les cachexies, lorsque les petites veines
d'une région sont obturées dans une certaine étendue,
la gangrène peut également s'observer.

Le système veineux est aussi l'origine de gangrènes secondaires lorsqu'une embolie se détache sur
son parcours, et part, soit des veines périphériques
pour aboutir au poumon, soit des mésaraïques pour
arriver au foie par l'intermédiaire de la veine porte,
comme le font supposer les foyers gangréneux qu'on
rencontre parfois dans les dysenteries gangréneuses
(Dutroulau, Budd); ou bien des veines pulmonaires
au cœur gauche pour se fixer dans le domaine de la
grande circulation.

Enfin c'est par elles que sont entraînés dans le sang

les vibrions et les bactéries, origine probable des accidents infectieux qui signalent la période d'élimination des gangrènes spontanées. La gangrène prend en général la forme humide lorsque les veines sont obturées.

Rôle des capillaires.

Les causes capables d'intercepter le cours du sang dans les artères, la thrombose et l'embolie, agissent également au niveau des capillaires, et comme la circulation collatérale est impossible, leur oblitération peut amener la gangrène. Toute inflammation violente est dans ce cas, surtout s'il existe un état du sang qui prédispose les tissus à se mortifier : telles sont celles qui surviennent chez les diabétiques, et dans lesquelles Marchal (de Calvi) attribue la tendance aux gangrènes à l'action sur les capillaires, du sucre contenu dans le sang. Dans l'érysipèle, la gangrène se montre parfois sur les parties dont la peau est très fine, et elle dépend alors de l'intensité de l'inflammation qui la précède. Il n'en est pas de même des phlegmasies viscérales dans lesquelles la terminaison par gangrène est exceptionnelle. C'est surtout lorsqu'il existe une stase prolongée avec des thromboses assez étendues qu'on voit survenir la gangrène lorsque l'état général est mauvais. C'est par le même mécanisme qu'elle s'observe dans les scléroses du poumon par suite de l'étouffement que fait subir aux capillaires le tissu conjonctif proliféré. Chez les vieux goutteux, la gangrène se développe parfois sur certaines parties des extrémités inférieures où la circulation capillaire est gênée.

Enfin l'embolie capillaire joue uu rôle considérable dans l'étiologie des gangrènes consécutives à la pénétration des particules putrides dans le sang.

La stase des globules blancs n'a pas été signalée comme cause de gangrène. Toutefois M. Tripier considère l'obstruction des capillaires dans certaines leucocythoses expérimentales comme capable d'entraîner des gangrènes spontanées. A la suite d'empoisonnements septiques, où l'on trouve, avec des leucocythes, une certaine quantité de granulations protoplasmiques qu'a signalées M. Vulpian, celles-ci, par leur accumulation, peuvent engendrer une variété de leucocythose, dans laquelle on observe des plaques de granulations agglutinées, qui sont plus nombreuses dans le sang extrait des piqûres des petits vaisseaux et des capillaires des oreilles. Cette circonstance lui expliquerait la gangrène sèche qu'il a constatée sur les oreilles de trois lapins mis en expérience.

Rôle du cœur.

Les maladies du cœur entraînent la gangrène par des modes d'action différents, qui se rattachent à deux grandes causes : l'embolie et la parésie cardiaque. L'embolie peut se détacher d'une végétation dans le cours d'une endocardite et amener des accidents brusques d'obstruction souvent suivis de gangrène des

membres. Le fait n'est pas rare dans l'endocardite
rhumatismale. Dans l'endocardite ulcéreuse, on voit
également cette migration provenir des points lésés de
l'endocarde ; et dans les formes septiques, les embolies
capillaires déterminent parfois de petits infarctus
putrides, soit à la peau, soit dans quelques viscères,
l'intestin, et la rate en particulier.

L'embolie provient aussi des caillots déposés dans
l'oreillette ou dans le ventricule gauche, et l'on peut
assez souvent la rapporter à son point d'origine. La
thrombose qui lui donne naissance dépend de l'inopexie et de l'altération du muscle cardiaque : c'est ce
qu'on remarque dans les fièvres graves, la fièvre typhoïde en particulier. La parésie du cœur contribue à
diminuer la vitesse du sang, et on la voit souvent intervenir comme une des causes efficientes des gangrènes
séniles ; toutefois si l'on doit tenir compte de son action
en pareil cas, il faut se garder d'y voir avec Virchow la
raison principale des mortifications de l'âge avancé. La
gangrène sénile est rare, et sans thromboses, sans rétrécissements considérables par endartérite, elle est plus
exceptionnelle encore. Dans deux cas seulement Benni
a pu trouver qu'elle était imputable, en l'absence de cachexie et d'athéromasie, à la faiblesse du cœur, et cela
dans un espace de vingt années.

Par l'œdème qu'elles déterminent, les affections cardiaques prédisposent à la gangrène : mais celle-ci ne survient guère qu'à la suite de piqûres, d'excoriations, et l'on
sait l'extension rapide qu'elle revêt en cette occurrence.

L'abaissement de tension dans les capillaires périphériques est l'effet nécessaire de la diminution d'activité du
cœur, et pour peu qu'il existe un état adynamique avec plus
grande tendance à la coagulation du sang, le cours de
ce liquide s'interrompt sur certains points qui subissent
des pressions habituelles, et il en résulte parfois une
mortification.

Le cœur a donc très peu d'influence pour amener
directement la gangrène. Il n'agit qu'à titre de cause
prédisposante, lorsque son défaut d'action s'ajoute à
des lésions diverses des artères ou des veines, et que
la circulation collatérale suffit à peine à maintenir un
minimum de nutrition dans une région éloignée ; s'il
vient alors à faiblir, la gangrène peut apparaître.

Altérations du sang.

Les altérations du sang sont une des causes prédisposantes essentielles des gangrènes : c'est à elles qu'il faut
remonter dans la plupart de ces manifestations qui
signalent la période d'acmé ou de déclin des fièvres
graves; c'est à l'état du sang qu'on doit attribuer les
thromboses marastiques des maladies générales et des
cachexies. Sa coagubilité plus grande, l'inopexie
suffit pour expliquer certaines concrétions artérielles
autochtones qui entraînent la gangrène, dans le cancer,
la phtisie, l'ostéomalacie sénile, et c'est du moins la
seule hypothèse qu'on puisse émettre en l'absence de
lésions du cœur ou des vaisseaux. Mais elles sont
rarement seules en jeu et n'arrivent souvent à produire

la gangrène que par l'intermédiaire de lésions locales, telles que les congestions intenses ou des inflammations déterminées par une pression prolongée.

La seule altération du sang bien définie, et chimiquement appréciable qui prédispose à la gangrène, est la *glycémie* : et cette tendance est telle chez les diabétiques, que la gangrène se développe souvent par l'action de causes insignifiantes, d'où la gravité des traumatismes qui les frappent. Des altérations artérielles peuvent être l'occasion de la mortification, mais elles sont rares, et l'hypothèse de Marchal (de Calvi), d'une diathèse inflammatoire des capillaires, n'a pas été vérifiée. Cruveilhier attachait une grande importance à l'épuisement provoqué par la perte du sucre et comparait la gangrène des diabétiques à celle qui survient chez les cachectiques. Pour Benni, l'inopexie jouerait ici un rôle essentiel, surtout dans la gangrène des extrémités.

L'ergotisme paraît agir sur les fibres musculaires des petites artères par l'intermédiaire d'une intoxication du sang, et c'est probablement aussi par une sorte d'empoisonnement que s'expliqueraient la gangrène et les hydropisies consécutives à l'alimentation par des pommes de terre avariées, comme l'a observé Peddie.

Enfin, la présence des organismes inférieurs qui paraissent déterminer les accidents infectieux des gangrènes, constitue, pour le sang, une altération dont l'existence a été rarement recherchée sur le vivant. L'observation suivante de Sansom (1877) offre, sous ce rapport, une certaine valeur. Chez une petite fille atteinte de noma, le sang, pendant la vie, contenait des globules blancs en excès, et de petits corps cristalloïdes mobiles ; leur nombre baissait après une hémorrhagie et augmentait avec une élévation thermique. Avant la mort apparurent des bactéries. Ces corps mobiles existaient dans l'urine, les fèces et les débris des eschares.

Rôle du système nerveux.

Les gangrènes qui prennent leur origine dans un trouble du système nerveux sont fréquentes et se présentent au milieu de conditions dont les unes sont bien déterminées, tandis que les autres sont encore l'objet de discussions : les premières, qui relèvent des maladies du cerveau et de la moelle rentrent dans la catégorie des troubles trophiques. On connaît, depuis les leçons de M. Charcot, la fréquence et la signification des eschares dans ces maladies : elles constituent le *décubitus aigu* de Samuel, et surviennent en dehors de l'émaciation et du marasme. Les lésions irritatives des centres nerveux sont celles qui les occasionnent le plus souvent. Dans les affections cérébrales à marche rapide, elles se développent sur la fesse du côté paralysé : la mort les arrête le plus souvent dans leur extension. On les a crues sous l'influence d'une hypérémie neuro-paralytique, mais M. Charcot les considère plutôt comme le résultat de l'irritation des régions encéphaliques qui règlent la nutrition sur certains points de la surface cutanée.

Dans les maladies de la moelle les eschares sont plus disséminées : elles peuvent se montrer sur les régions comprimées, mais elles surviennent souvent sur des parties qui ne subissent aucune pression. Dans les lésions unilatérales on les voit quelquefois se montrer du côté où les vaso-moteurs sont respectés. Enfin, on les a observées dans des faits où les parties centrales étaient seules en cause : le rôle de la substance grise est ici bien évident, et d'après M. Charcot, celui des faisceaux postérieurs entrerait également en ligne de compte, car leur irritation amène parfois des eschares des téguments. Toutes ces lésions cutanées doivent donc être rattachées aux altérations des parties grises centrales et postérieures, et des faisceaux blancs postérieurs.

Quant aux altérations des nerfs eux-mêmes, Haller et Quesnay affirmaient que la section de tous les rameaux d'un membre suffisait pour amener la grangrène. Cette opinion fut abandonnée après que Hébréard et Wolf eurent démontré, sur des chiens, que la gangrène ne se produisait pas sur les membres dont tous les nerfs avaient été coupés.

Dans la gangrène symétrique des extrémités, M. Maurice Raynaud croit à l'action du système nerveux qu'il explique de la façon suivante : il se produirait spontanément un spasme des petites artérioles analogue à celui que développe l'impression du froid, et qui pourrait s'étendre à des vaisseaux plus importants, puisqu'on a noté dans quelques cas la disparition du pouls radial. Les degrés différents de ce spasme se manifestent d'abord par la syncope (doigt mort) et l'asphyxie locales, dont la reproduction fréquente amènerait graduellement la tendance à la gangrène. D'autres fois, le spasme des artérioles serait tellement intense que la gangrène surviendrait presque immédiatement, par suite de l'absence du sang et des conséquences qu'elle entraîne sur la vitalité des tissus. M. Raynaud a pu observer directement la production de ce spasme sur un malade dont l'artère centrale de la rétine se contractait d'une façon intermittente, alors que des symptômes d'asphyxie symétrique s'étaient manifestés sur les extrémités.

Le siège d'élection de la gangrène à la périphérie s'expliquerait par le rayonnement plus grand au niveau de surfaces très-étendues comparativement à leur volume (doigts, nez, oreilles), et par l'absence d'un liquide chaud. Quant à la symétrie des lésions, qui nécessite la mise en action des nerfs vaso-moteurs des deux côtés du corps, elle serait due à l'excitation des parties centrales de la moelle qui, suivant que l'altération atteint les membres supérieurs ou inférieurs, se localiserait aux points d'émergence des vaso-moteurs qui se rendent à ces parties. L'action réflexe peut encore produire la contraction vasculaire dans les cas, par exemple, où l'impression du froid sur une main amène la contraction des vaisseaux de l'autre main. Cet acte réflexe puise son origine dans toutes les régions du corps, et M. Raynaud admet que l'utérus en est le point de départ, lorsque la gangrène symétrique survient après l'accouchement ou coïncide avec la menstruation.

M. Vulpian, dans ses leçons sur l'appareil *vaso-moteur*, montre d'abord que le terme de symétrique élimine des cas identiques à ceux de M. Raynaud, et tout en admettant la réalité de cette forme, il se demande (p. 617) s'il n'existe pas d'altération des artères et si elles ne jouent pas un certain rôle chez les individus porteurs de vaisseaux athéromateux avec endartérite hypertrophique. M. Vulpian a observé deux malades qui, dans ces conditions, avaient présenté des symptômes d'anémie locale avec tendance au sphacèle. Ces deux faits ont été rapportés par M. Hallopeau à la société de biologie en 1869.

Enfin, tout en admettant l'hypothèse d'un spasme, M. Vulpian pense qu'il n'est pas nécessaire de faire intervenir une action bulbo-spinale pour expliquer la symétrie. Dans l'onglée, le contact de l'air provoque la contraction des vaisseaux, et celle-ci s'exagère par un réflexe vaso-moteur qui part de l'origine des nerfs cutanés centripètes et aboutit aux ganglions annexés aux filets vaso-moteurs, ganglions situés très près de leur terminaison dans les parois vasculaires. Il y aurait chez certains malades, une impressionnabilité plus grande de la peau des extrémités, une excitabilité exagérée des centres des réflexes vaso-moteurs, et une moindre résistance des tissus à l'interruption prolongée de l'irrigation sanguine, phénomènes qui tous peuvent dépendre des *ganglions vaso-moteurs* des nerfs vasculaires, tandis que les centres bulbo-médullaires sont hors de cause.

Les gangrènes qui s'observent si fréquemment chez les aliénés peuvent-elles être considérées comme développées sous l'influence du système nerveux? C'était l'opinion de Guislain, et Zambaco, qui voyait l'action unique du système nerveux dans toutes les gangrènes, n'admettait pas de causes plus puissantes, sans qu'il y ait de lésions des artères ou des veines. Il est certains cas dans lesquels on ne peut invoquer d'autre étiologie que le marasme et la cachexie consécutifs au défaut d'alimentation. Mais aussi les eschares sont très-fréquentes, occasionnées par un séjour prolongé au lit et par le contact des urines et des matières fécales, et le sphacèle du poumon peut leur succéder par le fait des embolies gangréneuses.

Enfin la gangrène du cerveau a été constatée plusieurs fois chez des aliénés sans qu'on pût la rapporter à une cause appréciable : tels sont les faits de MM. Baillarger, Bruny, etc. On n'a pu trouver jusqu'ici l'explication de l'odeur fétide caractéristique.

DES GANGRÈNES SPONTANÉES

SUIVANT LEUR SIÈGE.

Je dois chercher maintenant de quelle manière se comportent ces causes nombreuses suivant les variétés du siège des gangrènes, c'est-à-dire sur les muqueuses, les téguments, les extrémités et les viscères.

La gangrène de la bouche est fréquente chez les enfants de 2 à 5 ans (Rilliet et Barthez), de 5 à 10 (Taupin), et survient surtout sous l'influence de la rougeole, mais peut se rencontrer avec la fièvre typhoïde. Elle accompagne parfois le scorbut, principalement en Hollande où elle est endémique sur les côtes. On l'a signalée à la suite de la coqueluche, des maladies du tube digestif et du poumon. Plus fréquente chez les filles, on la voit surtout apparaître au milieu de conditions hygiéniques mauvaises qui se rencontrent souvent dans les hôpitaux d'enfants. Elle est ordinairement occasionnée par une lésion de la muqueuse buccale, par une ulcération, que Rilliet et Barthez ont toujours rencontrée lorsqu'ils ont pu assister au début de la maladie, et la stomatite mercurielle s'en accompagne assez souvent. Sa rareté est encore plus grande chez l'adulte où elle survient sous l'empire de toutes les causes débilitantes, à la suite de la fièvre typhoïde, du typhus, de l'absorption des préparations mercurielles et de l'état puerpéral.

Les mêmes conditions générales qui engendrent le noma peuvent déterminer l'apparition de la gangrène dans les angines aiguës parenchymateuses, mais on a parfois l'occasion d'observer des angines qui semblent gangréneuses d'emblée, sans qu'il soit possible de trouver dans l'étiologie des motifs spéciaux de cette localisation. Pour MM. Hardy et Béhier elle est toujours consécutive.

La gangrène du pharynx, celle de la parotide ont été signalées à la suite des fièvres éruptives et de la fièvre typhoïde.

La gangrène de la vulve, aussi rare aujourd'hui que le noma, se développe comme lui à la suite d'une lésion de la muqueuse, d'une vésicule, à laquelle succède une ulcération qui revêt une tendance gangréneuse en vertu de mauvaises conditions générales. On l'observe surtout avant l'âge de deux ans. Elle survient de préférence à la fin de la rougeole et de la fièvre typhoïde et dans cette pyrexie, elle peut s'attaquer à des malades plus avancées en âge : MM. Hardy et Béhier l'ont observée chez une fille de douze ans et chez une femme de vingt-cinq ans.

La gangrène des organes génitaux s'observe également chez l'homme dans le cours des maladies générales ; la gangrène du pénis a été rencontrée dans le cours de la syphilis (Chaucy-Puzéy), dans le diabète (Fournier, cité par M. Lécorché), dans la fièvre

typhoïde (Walder), la fièvre intermittente (Schis-
chasIny).

La *gangrène des extrémités* s'est présentée dans presque
toutes les maladies que nous aurons l'occasion d'énu-
mérer plus loin : fièvres infectieuses, maladies générales
fébriles, etc. Je n'indiquerai ici que les causes de la
gangrène *symétrique*. Elle est, ainsi que l'a montré M.
Raynaud, une maladie juvénile, qui se montre surtout
chez des personnes nerveuses, impressionnables ; elle
coïncide assez souvent avec la chlorose, l'hystérie,
l'épilepsie. Parfois elle prend naissance avec la suppression de la menstruation et disparaît avec son réta-
blissement ; mais aussi souvent son apparition n'est
devancée par aucun phénomène précurseur. Le froid
joue un grand rôle dans son étiologie ; et cela en
raison de la prédisposition spéciale et individuelle des
extrémités à en ressentir les effets, car il suffit souvent
d'un léger changement de température pour exagérer
cette prédisposition. M. Raynaud a vu ce début coïncider avec les fortes chaleurs de l'été. Quant aux maladies
qu'elle accompagne, syphilis, leucocythémie, diabète,
typhus, fièvres paludéennes, néphrite chronique,
nous sommes réduits à signaler leur coïncidence, sans
posséder encore aucun élément qui nous permette de
remonter à sa cause première.

Parmi les gangrènes des voies respiratoires, les plus
fréquentes sont celles du poumon. Toutefois le larynx
et les bronches ne sont pas exempts de cette complication, et sans parler de la nécrose des cartilages con-

sécutive à des inflammations qui les séparent du périchondre, on a plusieurs fois rencontré des gangrènes de la muqueuse du larynx dans la fièvre typhoïde ; cependant les laryngites nécrosiques y sont plus fréquentes que les eschares de la muqueuse.

La gangrène des petites bronches, étudiée d'abord par Briquet, se manifeste principalement dans les extrémités dilatées de ces conduits : le contact des sécrétions altérées par suite d'un séjour prolongé paraissent en être la cause immédiate, et la mortification se produit dans ces cas comme après l'introduction dans les tissus, de matières organiques qui ont subi la décomposition putride.

La gangrène pulmonaire est celle qui se déclare le plus souvent sans cause appréciable, à la suite des maladies graves, et dans les états constitutionnels, qui entraînent un abaissement de vitalité de tous les tissus; on la voit survenir à la suite des pyrexies, chez les diabétiques, les alcooliques et dans l'inanition. Aucun âge n'en est exempt ; elle est plus fréquente chez l'homme. Elle existe plus souvent du côté droit, et M. Grandvilliers sur 83 cas, en note 50 à droite, 27 à gauche et 6 où la gangrène siège des deux côtés.

Quelles sont les lésions du poumon qui peuvent lui donner naissance? Nous la rencontrons dans les inflammations et à la suite des hémorrhagies de ces organes. La part de l'inflammation dans les gangrènes véritablement spontanées est difficile à établir; mais nous croyons avec MM. Hardy et Béhier qu'il est impossible d'admettre qu'il ne se produise pas dans les points où se développe spontanément la gangrène, un processus préalable analogue à celui de l'inflammation locale. Celle-ci peut être latente et ne former que la première période de la gangrène, mais elle en est le « préliminaire indispensable. » Et de fait la gangrène du poumon débute parfois comme une phlegmasie franche.

La gangrène succède à la pneumonie aiguë ; mais c'est un fait peu commun et Grisolle la dit excessivement rare; il admet qu'elle appartient à des conditions accidentelles, qu'il est presque toujours impossible de déterminer. On en a cité cependant des cas incontestables (Andral, Bouillaud, Corbin, Fournet, Béhier). Andral et Traube l'avaient déjà signalée, ce dernier même prétendait en avoir vu neuf cas dans la pneumonie chronique; M. Charcot en donne un exemple dans sa thèse de concours. Elle se développe chez les phtisiques dans le tissu sain ou au voisinage des cavernes. M. Leudet l'a rencontrée surtout à la suite des dilatations bronchiques et dans la fièvre typhoïde avec ulcérations laryngées. Mais l'hémorrhagie pulmonaire est de toutes les lésions celle qui l'amène le plus souvent. Cette proposition établie par Genest, a été vérifiée depuis. Valleix cependant considérait la gangrène comme antérieure à l'apoplexie pulmonaire. Mais les faits de Laurence (5 cas sur 68 de gangrène), de Barrié, de M. Duguet, ont corroboré l'opinion de Genest ; et récemment encore M. Grandvilliers (1877) publiait trois observations de gangrène survenue à la suite d'hémorrhagies broncho-pulmonaires. La stase prolongée peut en être également le point de départ dans les maladies du cœur. La décomposition du sang favorisée par le contact de l'air, semble y jouer un rôle important. L'oblitération des artères bronchiques par compression (Carswell, cité par Laënnec, Stolz), ou l'embolie qui remplit le même effet, les thromboses et les embolies de l'artère pulmonaire, sont une cause de gangrène. Toutefois en ce qui concerne l'artère pulmonaire, on ne peut fixer aucun rapport entre l'étendue de l'obstruction et la possibilité de la gangrène : il faut tenir compte des conditions nombreuses qui prédisposent à la mortification et sans lesquelles une obstruction peut être tolérée. Ces considérations n'ont pas en vue les embolies septiques qui sont une des origines les plus fréquentes de gangrène pulmonaire. Enfin la thrombose, dans des circonstances données, amène aussi la gangrène, et c'est ainsi que chez les nouveau-nés, on observe parfois un ramollissement de l'organe qui survient à la dernière période de l'athrepsie. M. Parrot, dans le fait qu'il a rapporté, considère la thrombose comme le résultat de l'état poisseux du sang, et de la stéatose cardiaque.

Parmi les maladies dont l'influence a encore été notée, il faut signaler les pyélo-néphrites calculeuses : leur coïncidence avec la gangrène des poumons a été vue deux fois par M. Leudet sur les 54 faits qu'il a observés.

Il l'a rencontrée également dans la syphilis tertiaire.

La présence dans le tissu du poumon de matières organiques en voie de décomposition putride peut y provoquer la gangrène ; l'embolie gangréneuse est dans ce cas. Il en est de même lorsque les sécrétions bronchiques restent longtemps accumulées dans des cavités bronchectasiques : tantôt la bronchite fétide sera seule en cause, et l'on aura sous les yeux l'évolution d'une maladie tout à fait analogue à la gangrène pulmonaire, mais dont la guérison pourra survenir d'une manière plus ou moins rapide, ou bien, si l'état général est en souffrance, l'absence de réaction permettra à la gangrène des bronches de s'étendre au parenchyme pulmonaire. C'est par un mode d'action presque identique que se développent certaines gangrènes consécutivement à l'introduction de corps étrangers, de matières alimentaires dans les bronches ; la putréfaction de ces substances amène dans le tissu du poumon des lésions de même nature, ainsi qu'on le voit assez fréquemment chez les aliénés nourris à la sonde œsophagienne. Telle est encore l'origine de la gangrène dans les communications accidentelles avec l'œsophage, l'estomac, et lorsque du pus provenant d'une collection extrapulmonaire vient irriter subitement les bronches : et dans cet ordre de causes, la bile possède une action bien manifeste sur la mortification du poumon. Trousseau avait remarqué cette action que M. Rendu a mise en évidence dans une observation qu'il a présentée à la société anatomique en 1874.

Pour ce qui concerne l'œsophage, la gangrène est assez fréquente à la suite de ses maladies, et surtout du cancer ; mais un fait important à noter, c'est que le foyer de gangrène peut être complètement isolé de la région œsophagienne. On en trouvera un certain nombre d'exemples dans les bulletins de la société anatomique. Il n'y a parfois dans ces faits que des coïncidences : c'est ce que pensaient MM. Andral et Duret (1873), qui supposent l'existence antérieure d'une apoplexie pulmonaire. Mon regretté collègue et ami Artus a montré un cas de cancer de l'œsophage sans communication avec le noyau gangréneux du poumon (1874). A une date antérieure, M. Luton avait observé une gangrène des poumons chez une femme qui s'était empoisonnée au moyen d'un acide. M. Millard fit remonter l'origine de cette gangrène au marasme et à l'inanition, la comparant à celle qui survient chez certains aliénés qui se laissent mourir de faim (1856). Pour Uhle et Wagner, la compression des artères bronchiques serait parfois en cause dans les gangrènes consécutives au cancer de l'œsophage. C'est en raison des faits de ce genre, que Virchow attribuait à la présence de sarcines l'origine de la gangrène *(pneumonomycosis sarcinica)*, et du reste Zenker a établi qu'elles avaient eu plusieurs fois l'estomac comme point de départ.

Les expériences de Leyden et Jaffé dans lesquelles la gangrène était provoquée par l'introduction de fragments gangréneux de poumon mortifié dans un poumon normal, se rapportent encore à l'action des substances en voie de fermentation putride sur les tissus vivants. La présence des microzoaires très abondants au sein de ces matières en décomposition n'est pas ici une cause particulière des accidents ; le rôle des leptotrix n'est autre que celui des vibrions ou des bactéries de la fermentation putride. Quant à leur existence dans les foyers de gangrène, elle est un fait contingent. Leyden suppose qu'ils dérivent du *leptotrix buccalis* dont les spores migratiles, très nombreux dans les voies aériennes, ne se multiplieraient que sur un foyer putride du poumon. J. Lüders a combattu cette manière de voir : il admet que les leptotrix existent partout et surtout dans le sang, à l'état de vibrions immobiles, et qu'ils se développent dans les milieux qui commencent à se putréfier. Kannenberg a repris cette question en examinant les produits de l'expectoration de malades atteints de gangrène du poumon, et qu'il a observés à la clinique de Leyden. En même temps que des bactéries, des leptotrix, etc. il a reconnu des infusoires *(monas lens, et cercomonas)* qu'il croit venus de l'extérieur, en raison des mouvements plus rapides qu'ils présentent dans les crachats récents, et de leur siège exclusif au milieu des grumeaux putrides ; de plus, il affirme ne les avoir jamais rencontrés dans les sécrétions buccales. Il donne donc ces examens qui portent sur cinq malades, comme une confirmation de l'hypothèse de Leyden, sur l'origine extérieure des agents de putridité qui se développent sur un terrain propice à leur multiplication.

La gangrène pulmonaire peut encore survenir d'une manière spontanée, sous l'influence du froid, de l'inspiration de gaz délétères : elle est alors probablement précédée, comme le pensent MM. Hardy et Béhier, d'un processus inflammatoire qui revêt d'emblée une tendance gangréneuse.

DES GANGRÈNES SPONTANÉES

SUIVANT LES MALADIES QU'ELLES ACCOMPAGNENT

Il n'est guère de maladies qui ne puissent s'accompagner de gangrènes spontanées ; mais leur siège et leur fréquence varient pour chacune d'entre elles. On les voit survenir à la suite de toutes les pyrexies, surtout quand celles-ci déterminent promptement un état d'adynamie chez des individus déjà soumis antérieurement à des causes débilitantes, et placés dans de mauvaises conditions d'hygiène. Nous les rencontrons surtout dans les fièvres éruptives, la rougeole en particulier ; dans la fièvre typhoïde, le typhus, la fièvre jaune, l'érysipèle, le rhumatisme, l'état puerpéral, l'endocardite ulcéreuse. Elle est une des manifestations fréquentes de la peste, et survient quelquefois dans le choléra. Les maladies qui sont caractérisées par des altérations du sang, et dont l'inopexie est la plus appréciable, sont également des causes de gangrène : l'albuminurie brightique et la chlorose, par exemple, les intoxications, les états cachectiques, et à ce titre nous voyons la gangrène dans la phtisie, la syphilis, l'alcoolisme, et surtout dans le *diabète*.

La fièvre typhoïde est celle des pyrexies qui nous offre réunies au plus haut degré toutes les causes prédisposantes et occasionnelles de la gangrène, aussi les eschares cutanées, les gangrènes des extrémités, celles du poumon y sont assez fréquentes. L'épuisement qui résulte des pertes nombreuses éprouvées par l'organisme, les altérations des tissus, dont la mieux connue est celle qui porte sur les fibres musculaires, la tendance marquée que présente le sang à la coagulation, en sont les conditions générales, auxquelles vient s'ajouter la présence dans le liquide sanguin des organismes inférieurs. Toutes les causes locales que j'ai énumérées trouvent donc dans cette altération préalable des tissus et du sang l'occasion de déterminer la gangrène. La stase dans les capillaires sur les points comprimés est la période initiale des eschares qui surviennent sur les téguments; et son action n'est pas moins manifeste au niveau des alvéoles pulmonaires et des bronches, dont la congestion est si fréquente dans la dothiénentérie. Les manifestations antérieures qui se sont développées sur l'appareil respiratoire sont sans contredit une des causes occasionnelles les plus manifestes; et la gangrène des poumons survient surtout dans la rougeole et dans la fièvre typhoïde, dont la tendance aux localisations morbides sur les voies aériennes est très accusée. Sur 118 cas de gangrène pulmonaire, Griesinger l'a rencontrée 6 fois dans cette pyrexie, et M. Leudet l'a observée surtout chez des malades qui avaient présenté des ulcérations du larynx. Il faut tenir compte, pour son mode de développement, de la possibilité d'une gangrène par embolie putride dont le point de départ serait sur les eschares des téguments. Enfin, il ne serait pas impossible que, de même qu'on a constaté dans la rougeole la thrombose de l'artère pulmonaire antérieure à la gangrène, de même aussi ce mode d'action ne fût également en cause dans la fièvre typhoïde où la prédisposition aux thromboses est si manifeste. Le *noma* se voit bien plus rarement dans cette fièvre que dans la rougeole, tandis que les localisations laryngées sont plus fréquentes dans la première : celles-ci peuvent à vrai dire être regardées comme des gangrènes spontanées, car si la cause de la nécrose réside évidemment dans la séparation des cartilages de leur périchondre, les deux faits apparaissent assez souvent d'une manière connexe, et la *laryngite nécrosique* d'emblée se déclare avec tous les caractères d'une inflammation spontanée, ainsi que l'ont montré MM. Charcot et Dechambre. Des ulcérations gangréneuses peuvent apparaître également sur la muqueuse laryngée et déterminer à un moment donné un œdème collatéral assez intense pour nécessiter la trachéotomie. Chippendale, Sestier, en ont cité des exemples. Je dois signaler également les nécroses de certaines portions des maxillaires et des cartilages de la cloison observées par M. Roger et par M. Charcot. La gangrène des *extrémités* est une de celles qui ont le plus attiré l'attention dans ces derniers temps : je rappelle ici les travaux ou les observations de Bourgeois, de Patry, de Gigon : les discussions académiques dans lesquelles MM. Béhier et Dechambre contestent la valeur étiologique des faits de Bourgeois ; puis la publication de nouvelles observations, qui sont analysées dans deux thèses récentes de MM. Debierre et Chauveau et dans le mémoire très intéressant de M. Mercier. L'existence de la gangrène des extrémités dans la fièvre typhoïde n'est plus contestée de nos jours. Les faits publiés dans ces dernières années, ceux de M. Hayem, de M. Lereboullet, sont venus nous montrer que si la gangrène est indiscutable, l'interprétation de ses causes immédiates est bien plus difficile, et tout récemment encore M. Potain a donné en faveur de l'artérite des raisons démonstratives.

La tendance aux thromboses, augmentée par la faiblesse du cœur dont M. Hayem a étudié les conditions pathogéniques dans la fièvre typhoïde, domine toutes ces maladies, comme le montrait déjà M. Benni en 1867. Les coagulations peuvent donc se faire dans le cœur et les artères, et dans ces dernières, se déposer spontanément ou par suite de lésions de parois. L'embolie n'est pas non plus un fait rare, mais il faut se garder de l'envisager comme l'unique point de départ des gangrènes *spontanées* des membres. Je montrerai que le début brusque, si caractéristique dans l'oblitération par embolie, ne l'est pas moins dans la thrombose, à tel point que M. Dumaz, réunissant vingt et un faits de gangrène des extrémités où la thrombose avait été reconnue, ne trouve dans leurs symptômes aucune différence avec ceux des gangrènes par embolie. Ne pouvant admettre qu'un vaisseau aussi considérable qu'une fémorale puisse être le siège d'un coagulum autochtone, il voit, dans tous les faits qu'il rapporte, une thrombose cardiaque avec embolie consécutive : c'est du reste à cette opinion que se rangent MM. Debierre et Chauveau. M. Hayem dans ses leçons avait insisté sur l'influence de l'endartérite et M. Potain a mis la question hors de doute. L'artérite est une des causes, rare il est vrai, des coagulations qui entraînent la gangrène. Quant à la thrombose autochtone, nous ne pouvons plus nous refuser à en tenir un grand compte depuis qu'elle a été rencontrée sur les vaisseaux des membres par MM. Charcot et Benni, dans les cachexies avec gangrène des extrémités, et sur l'artère pulmonaire dans des cas de ramollissement ou de gangrène du poumon.

La gangrène des extrémités dans la fièvre typhoïde atteint surtout les membres inférieurs, parfois les deux simultanément. On la rencontre très-rarement chez les enfants ; et c'est de quinze à trente-cinq ans qu'elle s'observe surtout. Les hommes y semblent plus exposés, car nous trouvons trois fois moins d'observations ayant trait à des femmes. C'est principalement à la convalescence qu'on l'observe; dans le cours de la maladie, elle a son maximum de fréquence dans le troisième septénaire, du treizième au vingtième jour. Les faits qui la signalent dans la période de début sont sujets à contestation, pour la plupart, et du reste très rares : et peut-être la fièvre n'est-elle alors que la première manifestation d'une gangrène dont l'origine nous échappe. La forme sèche est de règle; la gangrène humide ne survient que quand les veines sont oblitérées, ou quand une embolie interrompt subitement la circulation sans permettre aux collatérales de se développer suffisamment pour que la momification puisse s'établir.

On a plusieurs fois rencontré la gangrène de la face, ainsi que l'ont noté Patry, Gigon et Charcellay.

Je dois signaler encore, non pas la nécrose de l'intestin consécutive aux altérations des follicules isolés ou des plaques de Peyer, mais la véritable gangrène qui, bien qu'exceptionnelle, peut accompagner certaines fièvres typhoïdes à tendance gangréneuse. La gangrène du pharynx y a été également observée.

La gangrène des organes génitaux n'est pas très rare : Walder a observé chez un malade une gangrène sèche de la verge. Celle de la vulve s'est parfois montrée à la suite de la fièvre typhoïde avant la deuxième année, et MM. Hardy et Béhier en citent deux cas, l'un chez une jeune fille de onze ans, l'autre chez une femme de vingt-cinq ans.

Après la fièvre typhoïde, une des causes les plus

fréquentes des gangrènes spontanées est la rougeole ;
on y rencontre surtout le noma et la gangrène de la
vulve qui lui appartiennent presque en propre. Sur
cent six cas de gangrène de la bouche observés par
Tourdes, quarante et un étaient survenus par le fait de
cette fièvre éruptive ; Bouley et Caillaux, sur quarante-
six faits, l'ont notée quarante fois dans ces conditions.
Elle survient de préférence entre trois et dix ans. Elle
apparaît du treizième au trentième jour; Rilliet et Barthez, Sostrat, l'ont rencontrée cependant à la période
d'éruption. Presque toujours elle n'est pas la seule
manifestation de la tendance gangréneuse de l'économie,
car sur huit malades de Rilliet et Barthez, cinq la
présentaient avec d'autres gangrènes. Celle de la
vulve est moins fréquente : la rougeole frappant toutes
les muqueuses, la vulve n'échappe pas à ses manifestations, et, comme à la muqueuse buccale, la moindre
ulcération peut, sur des enfants prédisposés, amener la
gangrène. Celle-ci se voit encore sur la peau, sur le pharynx. Mais le poumon est de tous les organes celui qui
présente le plus souvent la gangrène dans la rougeole,
et Rilliet et Barthez ont montré que sur quarante-six
cas de gangrène du poumon chez les enfants, elle avait
compliqué trente-huit fois la rougeole : les observations de MM. Parrot et Albert Robin nous ont prouvé
que la thrombose de l'artère pulmonaire pouvait con-
tribuer à en amener le développement.

Bien plus rares sont les gangrènes qui portent sur le
larynx : Guilbert en a rapporté deux cas où les ventri-

cules étaient le siège d'une ulcération gangréneuse; d'autres ont été signalés par Rilliet et Barthez et Bossa.

Les autres fièvres éruptives sont bien moins souvent l'origine de ces complications, et si l'on observe dans la *scarlatine* des gangrènes de la parotide, celles-ci ne sont d'ordinaire que la suite d'un phlegmon qui, par son intensité, amène la destruction de ces glandes. L'angine gangréneuse ne peut guère être rangée au nombre des complications de la scarlatine : M. Laségue la nie formellement. Elle y a très exceptionnellement été rencontrée comme manifestation primitive; mais elle peut survenir à la suite d'une angine simple ou de l'angine diphtéritique. Quant à la gangrène du poumon, sa rareté n'est pas moindre : Boudet l'a vue se développer une fois après cette pyrexie.

Dans la *variole*, les eschares ne sont pas rares; mais les gangrènes viscérales sont peu connues, et parmi celles du poumon qu'on y a observées, l'embolie gangréneuse semblait jouer le plus grand rôle : tel est le fait de Graves, concernant un homme de vingt-quatre ans, chez lequel la gangrène pulmonaire survint à la suite d'une eschare au sacrum. L'angine, la laryngite gangréneuses y ont été signalées; le cas de Morgagni est bien connu : autour d'une pustule du larynx, la couleur noire de la gangrène était manifeste.

L'*érysipèle* s'accompagna quelquefois de gangrène sur les parties dont la peau est très fine, et l'intensité de l'inflammation amène seule cette complication ; dans d'autres circonstances il présente une tendance gangréneuse, ce qui s'observe surtout à la suite des traumatismes.

Enfin, il est un certain nombre de maladies générales moins fréquentes dans nos contrées où l'on observe des gangrènes spontanées. Et d'abord, le *typhus*, dans certaines épidémies, s'est accompagné d'une tendance gangréneuse manifeste, et des publications récentes nous montrent que la gangrène des extrémités peut être considérée comme une de ses complications les plus fréquentes. Le sphacèle du nez, la perte de quelques doigts par gangrène sèche, la gangrène des membres, avaient été signalés par Hildenbrand ; Griesinger, Trousseau, en ont également montré la fréquence. En 1809, Graber publiait trois observations dans lesquelles la gangrène des extrémités avait reconnu pour cause une oblitération artérielle dans deux cas, tandis que les artères étaient perméables dans le troisième. En 1870, à la suite d'une épidémie qui fit de grands ravages en Finlande, Estlander a rencontré 31 cas de gangrène des extrémités, dont les uns reconnaissaient pour origine une lésion vasculaire, tandis que pour les autres les vaisseaux étaient hors de cause. Il y eut quatre fois plus d'hommes que de femmes atteints de cette complication. Quant à l'époque de son développement, c'est ou dans le cours, ou pendant la convalescence de la maladie qu'on l'observe. A la fin du typhus et dans la convalescence, elle est analogue à celle de la fièvre typhoïde, et reconnaît plutôt une origine vasculaire, thrombose ou embolie; dans une période plus rapprochée du début, elle affecte le type de la gangrène symétrique avec syncope et asphyxie locales, et ne dépasse que rarement les limites du pied. Estlander insiste sur cette dernière forme pour laquelle il adopte l'interprétation physiologique admise par M. Raynaud, c'est-à-dire un spasme des petits vaisseaux d'origine vaso-motrice, dont la cause serait l'infection typhique.

Les gangrènes dans la *fièvre jaune* en sont des complications rares : Kéraudren avait observé aux Antilles celle des extrémités (1823). Elle a été rencontrée sur les parties génitales et sur la peau, et ici elle est le fait d'une inflammation gangréneuse localisée.

Hoffmann, Van Swieten, Lind, ont beaucoup insisté sur les sphacèles qui surviennent dans le cours du *scorbut*, et nous avons vu qu'en Hollande, cette maladie entrait fréquemment dans les conditions étiologiques du noma. On y voit survenir la gangrène au même titre que dans les autres maladies miasmatiques et surtout que dans le typhus avec lequel il présente tant d'analogies, ainsi que l'a démontré M. Villemin.

Dans le *choléra*, la gangrène du poumon a été observée par Berton, Michel Lévy, Mouchet, primitive, ou consécutive à une affection pulmonaire. Les gangrènes du nez, de la langue, des parties génitales ont été mentionnées par Magendie, Tardieu, Trousseau ; des gangrènes des extrémités ont pu être rapportées à des oblitérations artérielles (Laugier, Lamarre). Mais pour ce qui concerne l'apparition des autres mortifications qui siègent sur la peau, on a fait un certain nombre d'hypothèses. Mouchet croit à une stase capillaire d'origine vaso-motrice, ayant pour conséquence des thromboses partielles, puis la gangrène; d'autres auteurs, invoquant le fait de la *glycosurie* qui marque assez souvent la période de réaction, lui rattachent les gangrènes des téguments, dont quelques-unes ressemblent beaucoup aux phlegmons des diabétiques : mais, ainsi que le fait remarquer M. Raynaud, chez ces derniers la marche de la gangrène est lente, tandis qu'elle évolue avec une grande rapidité chez les cholériques.

La *peste* présente comme une de ses manifestations les plus fréquentes les *charbons* gangréneux; on y a également observé la gangrène des extrémités, accident qu'avaient constaté depuis longtemps Fabrice de Hilden et Denis Fournier.

Parmi les maladies générales, nous rencontrons encore la *dysentérie*, qui, dans certaines formes à tendance gangréneuse, s'accompagne de selles d'une odeur extrêmement fétide, dans lesquelles on trouve des lambeaux sphacelés de la muqueuse intestinale. Ces altérations peuvent être le point de départ de lésions en foyer de la glande hépatique où l'on retrouve les caractères de la gangrène putride : il est permis dans ces cas de rapporter leur origine à la migration dans la veine porte, de produits de décomposition émanant des radicules des veines mésaraïques.

L'*intoxication palustre* est une cause aujourd'hui bien reconnue de *gangrènes* qui peuvent occuper la surface cutanée ou siéger sur les extrémités.

En 1872-73, Schtschastny remarquait que les fièvres paludéennes qu'il observait dans le Caucase s'accompagnaient de gangrènes du nez, des oreilles, des organes génitaux et publiait deux faits avec gangrène des bourses, seule dans l'un, s'accompagnant de sphacèle de la verge dans l'autre.

La coïncidence de l'asphyxie locale avec la fièvre intermittente, signalée par Rey (1869), Mourson (1873), par Bréhier et Foulquier, dans leurs thèses (1874), et enfin par M. Calmettes (1876), n'avait pas été rencontrée avec la gangrène symétrique avant l'observation de Fischer (1875). M. Grasset en a publié un fait très intéressant en ce que le sphacèle était limité au nez et aux oreilles. En 1879, M. Moty a donné à la *Gazette des hôpitaux* la relation de deux faits très intéressants et qui s'écartent du type asphyxique. Dans l'un, une gangrène rapide des téguments, ayant débuté aux environs de l'ombilic, s'étant montrée ensuite sur la cuisse et à l'aisselle, amène rapidement la mort; il n'est pas dit s'il existait du sucre dans les urines. Dans le second, il semble que des embolies capillaires ont déterminé sur la peau des taches disséminées, dont quelques-unes, sur l'un des bras, se sont tranformées en eschares sèches; on observait en même temps des accidents épileptiformes avec parésie du bras droit et de la lèvre. Le malade guérit.

Le *rhumatisme* a une assez large part dans la production des gangrènes des extrémités qu'on observe à la période moyenne de la vie et l'embolie en est la cause habituelle, qu'elle provienne de végétations endocardiques ou de coagulations fibrineuses. Tantôt la gangrène survient pendant l'attaque (8 observations de Dumaz); mais les cas les plus nombreux se rapportent aux affections cardiaques qu'il laisse à sa suite, et dans le cours des maladies de cœur, la gangrène des membres par embolie se rencontre surtout avec les lésions mitrales. Les membres inférieurs sont plus souvent affectés que les supérieurs. Et l'un des signes fréquents de ces oblitérations, c'est leur multiplicité, car on rencontre assez souvent des obstructions dans les artères des viscères abdominaux, et le ramollissement cérébral est noté dans un certain nombre de cas. Il en résulte qu'on peut constater la gangrène des extrémités en même temps qu'une aphasie, par exemple; plusieurs faits très intéressants ont été publiés, dans lesquels nous rencontrons cette coïncidence (MM. Bourneville, Legroux, Rojnitza).

Je mentionnerai enfin dans les maladies fébriles, comme pouvant entraîner la gangrène, *l'endocardite ulcéreuse*, la *pneumonie*, celle-ci s'accompagne parfois d'accidents emboliques avec gangrènes comme, l'observa Cruveilhier sur un homme de soixante-sept ans.

L'étude des gangrènes qui surviennent après l'accouchement nous servira d'intermédiaire pour arriver à celles qui reconnaissent surtout comme cause principale un état morbide du sang. Nous trouvons ici deux grandes·divisions : d'une part, c'est la tendance plus grande à la coagulation, qui s'affirme surtout par des thromboses veineuses, mais dont les effets peuvent également se porter sur le système artériel; d'autre part, l'infection qui prend son origine dans le fait de la parturition est une cause non moins fréquente de gangrène. Il n'est pas rare d'observer la gangrène des extrémités après un accouchement normal, et son développement graduel semble assez en rapport avec la thrombose artérielle. Dans un fait de M. Chaumes, les signes d'oblitération de la jambe gauche apparaissent le lendemain de la délivrance (sans administration de seigle ergoté), quelques plaques noires se montrent et tout rentre dans l'ordre, quand neuf jours après se déclarent à droite les mêmes symptômes amenant la gangrène (Dumaz).Simpson rapporte quelques faits analogues, dans lesquels on voit survenir l'obstruction vers la troisième semaine. La *gangrène symétrique* se voit aussi dans les mêmes conditions, mais elle apparaît tardivement, de trois à six semaines environ (M. Raynaud, Begg).

La gangrène de l'utérus survient souvent après l'accouchement, soit par contact des matières qui subissent la décomposition putride, soit par le fait d'une tendance gangréneuse résultant de l'infection puerpérale. Et en dehors de ces gangrènes, il n'est pas rare de voir la phlébite, suivie de la projection d'embolies qui vont occasionner le développement d'une gangrène pulmonaire. Les thromboses formées au voisinage de foyers gangréneux de l'utérus semblent être l'origine de ces embolies capillaires, car on trouve l'inflammation des veines péri-utérines, en même temps que la maladie du poumon.

Parmi les altérations du sang qui entraînent des gangrènes, la seule bien constatée chimiquement est le *diabète*. C'est chez des malades d'un âge avancé qu'elles se développent de préférence, sans que la quantité de sucre paraisse avoir quelque influence à cet égard, et elles n'arrivent guère qu'à une date assez éloignée, de 12 à 13 ans, du début de la maladie (*Dionis*, *Fleury*). Parfois pourtant la gangrène est le premier phénomène en date, et qui dans certaines conditions peut le faire reconnaître (Musset). On doit donc toujours examiner les urines dans ces circonstances. Sur les téguments, les gangrènes se révèlent sous trois formes : des furoncles ou des anthrax; des phlegmons ou des gangrènes des extrémités; cette dernière variété peut affecter le type symétrique, comme l'a observé M. Raynaud, chez une femme de 31 ans, dont les urines contenaient 70 grammes de sucre par litre, et qui était phtisique. Dans ce cas l'asphyxie semblait avoir précédé le diabète d'une huitaine d'années, et sous l'influence de cette altération, s'être compliquée de gangrène : telle est l'interprétation de M. Raynaud. Un fait assez analogue a été publié par M. Hameau, en 1873 : il s'agissait d'un jeune homme de 10 ans, dont les urines ne contenaient pas de sucre et qui fut considéré par

MM. Hameau et Gintrac comme présentant la gangrène symétrique type de M. Raynaud. La mortification faisant des progrès, le sucre fut reconnu dans l'urine.

Enfin la gangrène des téguments se manifeste par l'apparition de taches noires, disséminées, affectant de préférence les cuisses, les épaules, les bras ; ces taches gangréneuses se rencontrent également sur la verge, et lorsque les eschares sont éliminées, on peut éprouver des difficultés à porter le diagnostic rétrospectif d'une ulcération spécifique. M. Lécorché cite, d'après M. Fournier, la gangrène sèche du pénis au nombre des complications du diabète.

Prout croyait à la présence du sucre chez tous les malades frappés par l'anthrax gangréneux et Tholozan soutint la même hypothèse ; mais Demarquay a bien prouvé que cette coïncidence manquait assez souvent. Quant à savoir si la gangrène est primitive chez quelques malades, ce que nous pouvons dire, c'est que l'on voit parfois disparaître le sucre dans le cours du diabète et la gangrène se déclarer à ce moment ; ou bien une analyse plus attentive aurait peut-être permis de reconnaître antérieurement la présence du sucre. Il faut cependant tenir compte de l'expérience de Schiff qui croit que dans certains cas la gangrène peut n'être que la cause occasionnelle du diabète, en permettant le transport vers le foie d'une certaine quantité de ferment apte à développer cette complication. Il a vu, en effet, après avoir lié la plupart des veines superficielles d'une patte antérieure sur un chat, le diabète commencer à se produire, pour augmenter avec la gangrène confirmée qui survenait les jours suivants.

Quant à la gangrène du poumon, signalée dans le diabète par Duncan (1823), par Monneret (1839) qui mentionne l'absence de fétidité de l'haleine et des crachats, particularité que rencontrèrent aussi Griesinger, Scott et Hodgkin, et sur laquelle a insisté M. Charcot en lui donnant le nom de *gangrène* non *fétide*, elle est aussi un des accidents qui surviennent soit d'emblée, soit à la suite d'affections anciennes des voies respiratoires, et il n'est pas rare, lorsqu'elle affecte la forme non fétide, de la voir complètement méconnue. Cette absence d'odeur n'est cependant pas constante, et Fritz l'a notée dans un cas.

Enfin la mortification peut se développer sur la muqueuse buccale et Kuchenmeister l'a vue envahir d'emblée les deux amygdales.

Les causes prochaines des gangrènes diabétiques sont mal connues, car les artères sont presque toujours perméables (Ladevèze) ; toutefois des lésions de ces vaisseaux ont été observées (MM. Potain, Benni) avec ou sans coagulations. Chez les vieillards, dans les cas de rétrécissement artériel par endartérite, le diabète est une cause prédisposante au sphacèle des extrémités, et il faut toujours avoir le soin de rechercher l'existence du sucre, lorsque l'état de la circulation dans les membres peut faire soupçonner l'imminence d'accidents gangréneux. L'artérite a surtout été invoquée par Marchal qui la localisait dans les capillaires, et par Musset qui lui rapportait toutes les mortifications qu'on observe dans le diabète : or nous avons vu qu'elle y est très rare. Quant ᴛᴜx altérations déterminées par le sucre, elles sont encore à l'étude, et en ce qui concerne les gangrènes, nous ne pouvons rien affirmer de net ni de précis. J'ai donc peu de considérations à ajouter en dehors de celles qui j'ai exposées dans la première partie de ce chapitre.

La *syphilis* peut entraîner des gangrènes spontanées. J'ai cité le fait de Podres d'une gangrène du bras par artérite, qu'il met sur le compte de cette diathèse, celui de Chaucy-Puzey qui attribue à la même cause une gangrène sèche de la verge. M. Leudet a observé la gangrène du poumon dans la syphilis tertiaire.

L'*alcoolisme* entre pour une bonne part dans l'étiologie de la gangrène pulmonaire et M. Jaccoud la croit d'un pronostic moins sévère dans ces conditions, lorsque les malades ne sont pas encore arrivés à la période cachectique. L'athérome, dont cette intoxication est une cause fréquente, doit entrer également en ligne de compte pour expliquer la gangrène des extrémités signalée par quelques observateurs. Enfin, il est une complication grave qu'on voit parfois survenir à l'improviste chez les alcooliques forcés de rester au lit, c'est l'eschare au sacrum, dont la marche peut être aussi rapide que dans certaines lésions de la moelle. Il ne s'agit ici que des eschares survenues en dehors du contact des urines ou des matières fécales. M. Broca (1878) dans une de ses cliniques a insisté sur leur coïncidence avec l'alcoolisme et sur le danger du décubitus prolongé chez les individus qui en sont atteints.

Mais parmi les maladies chroniques dont le fait est également une modalité vicieuse de la nutrition par une altération du sang, nous trouvons l'*albuminurie*; et quelle que soit la lésion rénale dont elle relève, les œdèmes dont elle s'accompagne sont une cause fréquente de gangrènes rapides et extensives. Quant à la gangrène des extrémités, nous n'en connaissons pas d'autre exemple que celui dont M. Debove vient de donner connaissance à la société médicale des hôpitaux, et qu'il a mis la plus grande complaisance à nous communiquer.

Chez certains *goutteux*, les stases capillaires qu'on observe aux orteils sont parfois l'origine de gangrènes limitées : on doit toujours s'inquiéter alors de savoir s'il n'y a pas de sucre dans l'urine.

Enfin, il existe un certain nombre de maladies où la tendance à la coagulation du sang a été bien constatée. La *chlorose*, par exemple, s'accompagne parfois ae thromboses veineuses, et un élève de M. Parrot, M. Vernier, a montré que l'on pouvait rencontrer la *phlegmatia alba dolens* dans cette maladie; les faits d'obstruction artérielle sont bien plus rares, et nous ne connaissons guère que le cas si intéressant dont M. le professeur Hardy a fait l'objet d'une de ses dernières cliniques. Enfin la gangrène symétrique y a été plusieurs fois observée par M. Raynaud, surtout en compagnie d'un état nerveux très-prononcé.

A côté de ces maladies à tendance *inopectique*, je placerai les *cachexies*. M. Charcot nous a fait connaître la thrombose artérielle comme cause de gangrène des extrémités chez les *cancéreux*; M. Benni a signalé l'ostéomalacie, la *cachexie sénile* et la *phtisie* comme pouvant amener la gangrène des membres. Une de ses observations concerne un cas de *goître exophthalmique* avec cachexie, recueilli dans le service de Trousseau.

ANATOMIE PATHOLOGIQUE

Les gangrènes sont caractérisées par un ensemble de modifications des tissus qui en sont à la fois les altérations anatomiques et les symptômes les mieux appréciables, sur les régions du corps exposées au contact de l'air. Ce sont des changements dans la coloration, la consistance, le volume et la texture des parties mortifiées, qu'accompagnent des transformations chimiques et des phénomènes analogues à ceux de la fermentation putride.

Nous av	donc à étudier les eschares dans les

formes sèche et humide des gangrènes spontanées et les modifications anatomiques qui préparent et accompagnent leur élimination. L'anatomie pathologique des lésions qui leur donnent naissance ne rentre pas dans notre sujet, puisque toutes n'aboutissent pas fatalement à la gangrène.

D'après Virchow, Lebert et Wagner, M. Jaccoud admet quatre classes de gangrène : dans la première, les tissus conservent leur forme intacte, comme il arrive pour les fœtus des grossesses extra-utérines ;

La seconde est caractérisée par la dessiccation avec carbonisation des parties : c'est la momification, la gangrène sèche ;

La troisième n'est autre que le ramollissement simple, tandis que le ramollissement avec putréfaction constitue la quatrième classe, et comprend les gangrènes humides proprement dites.

A ces quatre formes, M. Picot en a ajouté une cinquième : ce serait la gangrène qui succède à l'inflammation du tissu lamineux, dans certaines circonstances, et que caractérise une coloration jaune par des granulations graisseuses et protéiques qui contribueraient, avec les fibres élastiques et les leucocytes, à constituer le bourbillon dans l'anthrax et le phlegmon diffus. Cette forme établie par M. Robin, et qui ne doit pas nous occuper, se rattache évidemment à la mortification du tissu conjonctif résultant de l'intensité exagérée de l'inflammation.

Le ramollissement simple ne peut rentrer dans la description des gangrènes : lorsqu'il succède à des infarctus, il est le fait d'une mortification, d'une nécrose; mais il diffère de la gangrène véritable par l'absence de cet aspect particulier et des signes de décomposition qui ne permettent jamais de les confondre avec les lésions dégénératives, conséquence d'un arrêt de circulation.

On emploie aujourd'hui d'une manière indifférente les termes de gangrène et de sphacèle; cependant ce dernier indique surtout la gangrène en totalité d'une partie considérable du corps, comme une portion de membre. Les eschares en sont la lésion fondamentale. La coloration noire est celle qu'on rencontre le plus souvent dans les parties gangrénées, sur la peau, les muqueuses, dans les poumons et les autres viscères. Elle ne se manifeste sur les parties exposées qu'après avoir passé par une dégradation de teintes successives, qui varient du rouge foncé ou du rouge violacé, livide, à toutes les colorations qui aboutissent à l'eschare complètement noire. C'est ce qu'on rencontre surtout sur les gangrènes des téguments, dans la momification et sur les muqueuses : sur celles-ci l'eschare est souvent précédée d'une teinte pâle et blafarde au centre de laquelle apparaît une tache noire qui s'accroît avec l'extension de la gangrène. Lorsque la mortification n'atteint que des parties assez restreintes des téguments, les eschares peuvent ne pas revêtir ces caractères, et c'est ainsi que la peau semble parcheminée, et que les eschares sont quelquefois jaunâtres. Souvent aussi avant que l'eschare n'apparaisse, l'épiderme se détache

au moindre frottement, ou bien il se forme des phlyctènes qui se rompent et laissent apercevoir une surface
déjà fortement teintée de sang par places ; ou bien elles
ne se montrent que lorsque la gangrène est confirmée,
et laissent, par leur rupture, échapper l'odeur infecte
de la putréfaction. Dans la gangrène symétrique des
extrémités, ces petites phlyctènes se développent souvent
sur les parties frappées d'asphyxie locale, et laissent à
leur suite de légères ulcérations qui sont le point de
départ de cicatrices blanchâtres, lesquelles peuvent
exister seules ou coïncider avec d'autres eschares noires.

Le *volume*, la *forme* des eschares, leur *étendue* en
superficie comme en profondeur sont très variables.
Elles peuvent être disséminées, comme dans certaines
gangrènes cutanées qu'on observe chez les diabétiques,
ou à la suite des endocardites septiques ; ou bien elles
frappent surtout en profondeur les tissus sur lesquels
elles se développent, et c'est ainsi que toute l'épaisseur
d'une joue peut être envahie dans le noma ou qu'une
portion de membre se détache complètement.

Elles semblent se continuer avec les parties voisines
tantôt par une zone rougeâtre, enflammée, tantôt elles
sont isolées par un sillon dans lequel on trouve les
éléments de la suppuration. Elles adhèrent d'une façon
variable par leur face profonde aux tissus sains auxquels elles ne sont parfois reliées que par un mince
pédicule, comme dans certaines pneumonies dissé-
quantes gangréneuses, où elles peuvent aussi se détacher complètement.

Les parties mortifiées du poumon sont d'un noir foncé, ou d'une couleur sombre, tirant parfois sur le vert. Cette teinte verdâtre se rencontre également sur le cerveau. Dans les foyers gangréneux du foie, de la rate, du rein, la teinte terne et foncée se rapproche aussi de la coloration noire. Quant au tube digestif, les plaques gangréneuses affectent aussi cette coloration ; mais il en est une qu'on rencontre souvent dans certaines portions d'intestin : c'est la teinte jaunâtre, d'un gris sale, feuille morte, qui signale la mortification de l'anse étranglée.

Ces différentes nuances tiennent en grande partie aux modifications que subissent les globules sanguins : dans les points où la stase est prolongée, et sous l'influence d'une cause spéciale, analogue à celle qui amène la putréfaction, ils perdent leur matière colorante en donnant naissance à des pigments amorphes et cristallins dont Demme a décrit toutes les variétés. Mais en dehors de ce rôle des pigments, on doit faire intervenir une action chimique d'où résulte un accroissement notable dans la quantité du carbone qui se dépose dans les tissus. J'étudierai plus loin les hypothèses émises sur sa production et son mode de séparation.

Le *volume* et la *consistance* diffèrent suivant que la gangrène est sèche ou humide : dans le premier cas il y a rétraction, diminution, raccornissement des parties, le plus souvent en l'absence des signes de putréfaction. Dans le second, les régions plus ou moins infiltrées, gonflées, présentent des eschares dont quelques portions

se ramollissent bientôt, donnant lieu à un putrilage noi
râtre, à des lambeaux où l'on ne reconnaît plus la
structure des parties sphacelées.

La consistance varie également dans ces deux formes.
elle est remarquable dans certaines gangrènes sèches
des extrémités : celles-ci sont dures, résonnent assez
souvent sous le doigt, et présentent l'aspect de la momification : elles peuvent se conserver intactes pendant
des années et résistent à la putréfaction d'une manière
spéciale. L'*odeur* des parties gangrénées offre une
fétidité caractéristique : elle est de règle dans les gangrènes humides, et manque habituellement dans les gangrènes sèches où cependant on l'a observée; et dans
les gangrènes viscérales, elle est un des meilleurs signes
révélateurs de la nécrose putride. Son absence a
cependant été notée dans quelques gangrènes du poumon, qui surviendraient surtout chez les diabétiques,
ainsi que l'a montré M. le professeur Charcot.

Si nous cherchons maintenant les modifications qu'ont
subies les différents tissus dans les gangrènes spontanées,
nous trouvons des différences essentielles suivant que la
gangrène est humide ou sèche. Je les envisagerai successivement. Mais je crois auparavant devoir commencer
par l'exposé de celles qu'on rencontre dans toutes les
gangrènes.

L'examen microscopique et l'analyse chimique des
eschares y montrent, en dehors de la destruction plus
ou moins complète des tissus, des produits qui résultent
de leur décomposition et de la putréfaction qui l'accom-

pagne. De ces deux modes d'exploration, le premier peut nous permettre pendant la vie de reconnaître certaines gangrènes; c'est ainsi que l'examen des parcelles ou des grumeaux contenus dans les crachats des malades qui ont l'haleine fétide, révèle parfois la présence de débris sphacelés du poumon, de fibres élastiques provenant des alvéoles.

Dans tous les détritus gangréneux on constate une grande quantité de graisse, des pigments variés des substances cristallisées, des organismes inférieurs et des gaz.

Les corpuscules pigmentaires, étudiés par Demme dans toutes leurs variétés, sont des produits de la décomposition du sang. Les plus nombreux ont été nommés *corpuscules gangréneux* par Valentin : ils sont irréguliers, résistent à la plupart des réactifs. Leur volume varie de $0^{mm}003$ à $0^{mm}007$. On les rencontre aussi bien dans la forme sèche que dans la forme humide de la gangrène. Vanlair et M. Maurice Raynaud les rapportent à l'infiltration des éléments anatomiques déformés. Les pigments *rouillés* semblent dus à la présence de l'hématosine altérée : leurs dimensions dépassent celles des corpuscules gangréneux; ils sont insolubles dans l'alcool et dans l'éther. Enfin on en constate une troisième variété : ce sont des granulations de sulfure de fer, très fines, qui semblent résulter de l'action du sulfhydrate d'ammoniaque sur le fer des globules.

A côté de ces corps amorphes existent des composés

cristallins, et à part les cristaux d'hématoïdine qui se voient assez rarement, tous sont des produits engendrés par la fermentation putride. Les uns, margarine, acide stéarique, cholestérine, palmitine, dérivent de la graisse, dont une partie entre dans la formation de la sanie gangréneuse; les autres sont des composés salins, tels que le phosphate ammoniaco-magnésien, des sulfates, des carbonates de chaux, ou des composés ammoniacaux, l'urate, le butyrate d'ammoniaque.

L'acide valérianique se rencontre plus fréquemment dans les détritus de la gangrène du poumon, et c'est à son existence que Neukomm et Lebert attribuent l'odeur de cette gangrène.

Enfin d'autres composés, la leucine, la thyrosine, sont plus spécialement constatés dans les gangrènes des viscères.

Non moins nombreux sont les produits volatils qui rendent parfois les tissus emphysémateux et crépitants sous le doigt pendant la vie. On a signalé surtout le sulfhydrate et le butyrate d'ammoniaque, les hydrogènes sulfuré et phosphoré, les acides butyrique et valérianique.

Enfin des organismes inférieurs qui sont, ainsi que l'ont établi les belles recherches de Pasteur, avec la chaleur et l'humidité, les agents essentiels des fermentations, se reconnaissent par milliers au milieu de ces détritus : ce sont des *vibrions*, des *bactéries* et principalement le bacterium *termo*, et le *catenula*, parfois des spores de cryptogames (*oïdium, aspergillus*) ; des *cryp-*

tococcus, et le *leptotrix pulmonalis* signalé par Leyden dans la bouillie des cavernes gangréneuses du poumon.

Ces modifications sont en tous points analogues à celles que subit la fibrine putréfiée qui se colore en rouge par l'action de l'acide azotique de la même façon que la sanie des gangrènes, ainsi que Scherer et Buff l'ont établi.

Au point de vue chimique, les changements intimes qui s'opèrent dans les tissus, bien entrevus par Valentin, ont été surtout mis en relief par les analyses que M. M. Raynaud a entreprises en collaboration avec Reveil.

On constate, dans la gangrène humide, un accroissement notable de la quantité d'eau et de graisse. Cette dernière est en grande abondance, et Vogel et Michéa l'avaient reconnu. D'une manière générale et sans entrer dans les détails très intéressants des expérimentations et des analyses, on peut dire que cet accroissement des matières grasses tient à la transformation des albuminoïdes, résultant d'une combustion incomplète. Le dédoublement de ces matières protéiques, se manifesterait déjà, d'après M. Raynaud, par la coloration rose qu'on observe sur les différents tissus dans la mortification. L'éther ne la fait pas disparaître, et elle jaunit dans l'eau bouillante, ce qui la distingue de l'hématosine.

Quant au carbone, son chiffre est augmenté dans la gangrène sèche, et diminué dans la gangrène humide. Ces phénomènes chimiques ne diffèrent pas de ceux qu'a observés M. Wurtz sur la fibrine en putréfaction : formation d'eau par union de l'hydrogène et de l'oxygène,

et de graisse par décomposition des albuminoïdes. La
quantité moindre de carbone dépendrait du dégage-
ment plus ou moins considérable de l'acide carbonique,
qui se fait dans la forme humide. L'élévation de son
chiffre dans la gangrène sèche s'expliquerait, comme
pour les eschares consécutives à des brûlures et à l'application des caustiques, par la combinaison de l'hydrogène des tissus avec l'oxygène, le carbone des albuminoïdes étant mis en liberté. Pour les gangrènes consécutives à une oblitération, l'explication serait la suivante :
le résidu de carbone tiendrait à l'impossibilité de la
formation d'acide carbonique par suite de la diminution
de la quantité d'oxygène, quantité néanmoins suffisante
pour subvenir, par l'intermédiaire du système veineux,
à sa combinaison avec l'hydrogène et l'azote des
tissus. Il se ferait d'abord une résorption du sérum
des parties qui se mortifient, par les canaux lymphati-
ques et veineux, car la circulation, quoique très affaiblie,
subsiste encore dans les couches profondes, lors de
gangrène sèche ; la prompte évaporation des liquides
semble compléter ce résultat. On peut du reste arriver
à produire une dessiccation superficielle en appliquant sur
une partie des téguments dont on a détaché la couche
cornée de l'épiderme, une substance très avide d'eau ;
mais dans ces cas le dessèchement n'atteint jamais le
même degré que dans la gangrène momifiante.

Pettenkoffer a établi une distinction importante entre
a décomposition et la putréfaction : la première pouvant survenir en dehors de la présence de l'air, amène-

rait la formation dans la gangrène sèche de composés prenant leur origine dans les tissus frappés et dans l'eau qui les baigne ; la seconde, exigerait l'intervention de l'oxygène. Dans l'une il y a production de carbures d'hydrogène fétides ; dans l'autre, d'acide carbonique et d'eau.

Les modifications qu'on observe dans le système vasculaire des foyers de gangrène sont les plus intéressantes. Les globules du sang détruits cèdent leur matière colorante aux tissus qui les entourent, en commençant par les parois des vaisseaux ; ils abandonnent leur graisse de constitution pour se réduire en un détritus granuleux. Les globules blancs subissent la transformation caséeuse, mais à la longue, après avoir présenté des irrégularités dans leurs contours et des granulations graisseuses dans leur protoplasma. C'est ce qu'on observe principalement dans la mortification et dans la cadavérisation des fœtus macérés dans l'utérus.

L'oblitération des vaisseaux artériels a été signalée depuis longtemps : mais il faut distinguer les lésions du foyer de celles qu'on rencontre à distance et qui peuvent ou l'avoir précédée, ou n'être qu'une de ses conséquences. Il est un fait d'observation sur lequel insistaient déjà Petit et Thompson, c'est l'absence d'hémorrhagies au moment de la séparation de l'eschare. Nous verrons qu'il est des exceptions à cette proposition : dans le poumon, il n'est pas rare de voir survenir des hémoptysies, parfois foudroyantes, à la période d'éli-

mination et cet accident peut dépendre autant des vaisseaux qui rampent sur les parois du foyer qu'aux brides
souvent perméables qui le traversent.

Au milieu des détritus de la gangrène, il est bien
difficile de reconnaître les vaisseaux, dont on appré-
cie seulement les lésions au voisinage des eschares.
Cependant on les a poursuivis dans quelques cas jusqu'au sein des parties mortifiées, et Hourman avait
signalé la pénétration des injections jusque dans les
foyers de gangrène (1840) et MM. Barthez et Rilliet,
dans six observations de noma, ont pu constater l'état
des vaisseaux à la périphérie ou bien à l'intérieur des
eschares. Une fois, ils ont pu suivre le trajet de l'artère
et de la veine faciales traversant la gangrène.
Les vaisseaux sont remplis par un caillot qui se termine
en pointe en deçà des limites des parties sphacelées, et
à ce niveau, leurs parois épaissies tendent à prendre la
coloration noire des tissus gangréneux et renferment
un liquide putrilagineux, noirâtre, fétide. Dans trois
cas où les vaisseaux furent suivis jusqu'au centre de l'eschare, les artères étaient oblitérées ; deux fois les veines
étaient perméables et renfermaient un détritus analogue
à celui du foyer. Il est très important de tenir compte
de cette disposition du système veineux, car elle peut
faire comprendre la pénétration des molécules putrides
dans le sang, et la possibilité des embolies capillaires
gangréneuses en même temps qu'elle permet d'expliquer les accidents d'infection des gangrènes. Sostrat
donne deux observations de noma où l'injection pous-

sée par la carotide externe pénétra jusqu'au centre de l'eschare : l'oblitération ne portait pas sur les gros vaisseaux, mais sur ceux de petit calibre que remplissait une matière fibrineuse en voie de régression. Dans la gangrène du poumon l'étude minutieuse des coagulations qui existent dans les branches de l'artère pulmonaire doit être faite avec un grand soin, car d'elle seule on peut conclure à l'influence réciproque de ces coagulations et de la gangrène. La thrombose capillaire y est souvent primitive, et c'est par son extension, par l'absence de circulation collatérale, que le parenchyme se mortifie s'il existe une cause générale de gangrène. La nuance plus ou moins foncée de ces thromboses permet de juger de leur ancienneté. Toutefois il faut se garder d'attribuer la coloration noire à des caillots récents ou à des coagulations plus anciennes qu'auraient teintées les matières colorantes résultant de la décomposition gangréneuse, sans avoir reconnu la présence des globules sanguins au microscope. Enfin dans les cas où la gangrène coïncide avec des altérations veineuses périphériques ou des eschares des téguments, on pourra parfois reconnaître et l'origine embolique du caillot et sa nature putride. Tantôt les dépôts fibrineux partant du foyer, peuvent être graduellement suivis jusqu'à des rameaux plus considérables ; tantôt au contraire, il existe entre celui-ci et la thrombose une certaine distance, d'où on conclut à l'indépendance de cette coagulation. On devra rechercher avec soin l'état des parois qui, pour les vaisseaux du poumon, sont rarement en cause dans les gangrènes.

Lorsque la décomposition des parties n'est pas telle qu'on ne puisse isoler une portion d'artère plongeant au milieu des tissus mortifiés, on voit que ses parois participent à la teinte noire des eschares. Vanlair a étudié le mécanisme de cette pigmentation : il a observé la présence d'une zone bleuâtre située vers les couches profondes de la tunique interne, et limitée en dehors par la membrane plissée, et dans cette zone des granules analogues aux corpuscules gangréneux. Il existait aussi une prolifération des cellules de la tunique interne, probablement consécutive à la mortification des éléments voisins.

Les veines, dans les gangrènes, ont leurs parois ramollies, plus épaisses, et, au voisinage des foyers, on trouve dans leur épaisseur des détritus analogues à ceux des parties sphacelées. Leur oblitération est plus ou moins complète, et en général elle l'est d'autant plus que la gangrène se présente sous sa forme humide et putride. Il en résulte un engorgement surtout manifeste au voisinage des eschares, et cet œdème, si fréquent dans la gangrène de la bouche, se rencontre sur celle des membres et sur les limites des cavernes gangréneuses du poumon. Les thromboses des veines pulmonaires dans ces cas sont la condition la plus favorable à la propagation à distance par les produits de fermentation putride dont elles sont imprégnées, de lésions analogues à celles d'où elles émanent; elles réalisent ainsi pour la grande circulation, mais sur un champ plus vaste, le même mode de métastase que les thromboses périphériques par rapport à l'artère pulmonaire. Enfin l'étude des capillaires dans les gangrènes de la peau a permis à M.M. Raynaud d'y reconnaître les différents degrés de la dégénérescence granulo-graisseuse, et cela dans la momification. Leurs parois laissent filtrer d'abord la matière colorante du sang, puis finissent par disparaître, tandis que les veines profondes du derme semblent injectées.

Parmi les différents tissus qui peuvent se trouver compris dans un foyer profond de gangrène, les uns se détruisent plus ou moins, les autres conservent leur configuration extérieure. Toutefois dans la gangrène sèche, cette persistance de formes est un fait constant, sur les extrémités, et les altérations qu'on observe ne diffèrent pas de celles que présentent les fœtus des grossesses extra-utérines. Les muscles, infiltrés de pigment, subissent une modification de structure qui les fait apparaître sous la forme de *sarcous-elements*, tandis que leur striation transversale et longitudinale se distingue très-nettement. Cet aspect, qu'on rencontre dans les infarctus musculaires, nous montre que dans les deux cas l'arrêt de la circulation et, par suite, de la nutrition, est leur commune origine. Dans la gangrène humide, les fibres musculaires, d'abord tachetées de points colorés, parsemées de granulations graisseuses, diminuent graduellement de consistance pour aboutir à la formation d'une masse ramollie qui s'échappe du sarcolemme, dont on finit par ne plus trouver de traces.

Les tendons, comme le tissu fibreux, sont plus longtemps respectés et leur intégrité permet de comprendre
comment des parties complètement sphacelées peuvent
encore exécuter certains mouvements ; mais ils finissent
aussi par se dissocier et, comme tous les tissus fibreux,
prennent un aspect terne, en conservant leur coloration
blanchâtre.

Les os, parfois dénudés sur une notable étendue,
comme on le voit dans le noma ou dans certaines gangrènes des membres, à la suite des eschares au sacrum,
acquièrent une coloration noire par la présence du sulfure de fer. Mais leur forme en général ne subit pas de
modifications. Ils présentent souvent toutes les altérations de la nécrose proprement dite, caractérisée par la
transformation graisseuse des corpuscules osseux qui
sont ainsi frappés de mort. Comme eux, les cartilages
conservent leur aspect, mais souvent leur substance
fondamentale est granuleuse, et les cellules sont en voie
de dégénérescence graisseuse.

Dans les gangrènes des extrémités, la destruction de
tous les tissus au même niveau, os et parties molles, est
un fait habituel. Ce n'est pas une simple exfoliation
qu'on constate en pareil cas, mais une véritable élimination de fragments d'os nécrosés, ce qui distingue cette
mortification des atrophies en masse de la sclérodermie
dactylée.

Parmi les éléments dont la forme résiste le plus à
l'action de la gangrène, il faut noter les fibres élastiques ; on les retrouve parfois dans l'expectoration des

malades atteints de gangrène pulmonaire, et leur dissociation semblerait résulter de l'action d'un ferment spécial ayant la propriété de dissoudre le tissu élastique. Filehne, qui a émis cette hypothèse, a vu des fibres élastiques résister pendant six mois à la putréfaction et se dissocier au contraire très rapidement par le contact de crachats gangréneux.

Les nerfs sont souvent intacts, pourtant on a trouvé leur myéline granuleuse et leur surface pigmentée ; parfois ils sont gonflés, et l'on observe la disparition du cylinder axis dans quelques cas.

Les altérations de la peau dans la gangrène sèche ont été décrites par M. Raynaud. Le corps papillaire présente l'aspect normal de ses rangées de papilles, mais sa couche superficielle est atteinte de sphacèle au niveau des phlyctènes. A côté des cellules déformées, se trouvent des vésicules adipeuses et des corps pigmentaires qui ne seraient, d'après M. Raynaud, que les débris d'éléments épithéliaux imprégnés de la matière colorante du sang. J'ai déjà signalé les modifications que subissent ces derniers avant de disparaître complètement.

Dans les gangrènes viscérales on remarque presque toujours que les lésions revêtent la forme d'infarctus plus ou moins ramollis, dont l'odeur est facilement reconnaissable. Il en est ainsi pour le cerveau, la rate, les reins, le cœur, l'intestin, le foie. Pour le poumon, outre cette variété circonscrite qui affecte assez souvent la disposition par noyaux de la bronchopneumonie, on rencontre aussi la gangrène *diffuse*, sans limites bien tranchées. La plèvre prend part à cette mortification, lorsqu'elle est superficielle ; toutefois, la gangrène l'affecte aussi d'une manière indépen-dante, et M. Rendu a rapporté l'observation d'une gangrène primitive de la plèvre diaphragmatique gauche (Société médic. des hôpit., 25 juillet 1870). Dans l'abdomen, il faut tenir compte du voisinage de l'intestin qui peut déterminer l'apparition d'une odeur fétide dans un foyer morbide sans qu'il y ait gan-grène. Quant au cerveau, sa gangrène est presque toujours consécutive à la gangrène du poumon : elle se présente sous la forme d'un ramollissement fétide, mais les particules septiques qui la déterminent peuvent égale-ment pénétrer par rupture dans les carotides et donner lieu aux mêmes accidents. M. Lancereaux, dans son atlas d'anatomie pathologique cite un fait où la gangrène du cerveau s'était développée consécutive-ment à la la formation d'un sphacèle du cou, dont la cause était la ligature de la carotide. Chez les aliénés et en particulier les vieux déments, MM. Baillarger, Bruni, Delasiauve, Marcé, ont observé, sans qu'il y eût d'autres gangrènes, des foyers putrides tantôt localisés à la substance corticale, parfois siégeant dans l'épais-seur des circonvolutions. Dans certains cas enfin, l'ac-tion de l'air s'exerce directement comme lorsqu'il existe un abcès du cerveau consécutif à une carie du rocher déterminée par une otite.

Les lésions qu'on observe au voisinage des parties

mortifiées varient suivant le siège de la gangrène et suivant qu'il existe ou non une tendance à l'élimination. Presque toujours une irritation de voisinage détermine la formation d'un processus inflammatoire, destiné à favoriser la séparation des eschares et à faire plus tard les frais de la cicatrisation: c'est ce qu'on remarque surtout sur les téguments. Dans le poumon nous voyons ce travail aboutir à l'induration des parois qui peuvent être infiltrées, ramollies, et lorsque la marche de la maladie n'est pas très rapide, se recouvrir d'une fausse membrane plus ou moins épaisse. Mais cette zone réparatrice n'est pas constante : ainsi dans les gangrènes envahissantes des membres, chez les diabétiques, par exemple, le sphacèle n'est pas bien limité, surtout lorsque les lésions se sont primitivement développées dans la profondeur. Les vastes gangrènes diffuses du poumon sont souvent dans ce cas, et l'on n'aperçoit pas sur leurs limites l'existence de cette inflammation réparatrice.

Quoi qu'il en soit, l'eschare tend à s'éliminer par la production sur ses bords d'un travail de suppuration, et bientôt sous la double influence de la sécrétion purulente et de la rétraction des tissus vivants, on la voit se ramollir et se détacher par fragments plus ou moins considérables. Mais il y a là des modalités nombreuses suivant les causes des gangrènes, et qui trouveront mieux leur place à la symptomatologie. C'est alors que le travail de cicatrisation commence; il aboutit à des résultats différents suivant les parties du corps atteintes par la gangrène. J'aurai à y revenir également en étudiant la marche et les complications.

SYMPTOMATOLOGIE.

Les gangrènes spontanées se révèlent par des symptômes locaux qui se confondent avec les lésions anatomiques, et dont la constatation n'est possible que sur les parties du corps accessibles à la vue.

Des phénomènes généraux les précèdent ou les accompagnent au moment de leur développement, moins constants toutefois que ceux de la seconde période qui surviennent par le fait de l'infection de l'économie, marquant le début d'un état morbide dont la première phase est souvent restée latente.

Les signes locaux des gangrènes se rapportent aux trois périodes suivant lesquelles nous les voyons évoluer : ce sont l'escharification, l'élimination et la réparation.

Sur les téguments, la gangrène débute souvent d'une façon lente et progressive et l'on assiste parfois au travail préparatoire qui doit aboutir à la formation de

l'eschare. Tantôt c'est une tache plus ou moins foncée
siégeant sur les parties soumises à des pressions prolon-
gées, comme dans le décubitus chronique, ou dans des
points où les pressions n'exercent aucune action, mais
dont le réseau capillaire est plus riche, comme sur les
doigts, les orteils, le nez ou les oreilles; cette tache, résultat de la stase capillaire, prend une teinte plus foncée pour arriver insensiblement à l'eschare confirmée. Quelquefois elle précède une vésicule, une bulle,
sous lesquelles le derme apparaît bientôt d'un rouge
sombre, ecchymosé, noir enfin par la gangrène définitive. Cet érythème peut se localiser dans des régions
déterminées, le plus souvent sur la fesse du côté
paralysé dans les maladies irritatives de l'encéphale.
Les phénomènes de stase revêtent parfois une allure
plus franchement inflammatoire, et dans quelques cas,
ils coïncident avec une poussée rapide qui ressemble
au début d'un phlegmon et qui n'est autre que la période initiale de certaines gangrènes chez les diabétiques. Une anémie locale, avec pâleur et refroidissement,
précède souvent la gangrène symétrique; passagère
d'abord, elle revient et fait place à l'asphyxie pour
aboutir à la mortification.

Des lésions de tissu sont également des points d'appel
pour les gangrènes : elles ne rentrent dans notre sujet
qu'autant qu'on les considère sur les muqueuses et les
viscères. Je dois indiquer qu'elles peuvent passer ina-
perçues et la gangrène être attribuée à des causes
qui ne l'ont provoquée que d'une manière indirecte,

et chez les vieillards, les diabétiques en imminence de gangrène, il faut craindre les plus minimes altérations qui suffisent à provoquer l'apparition du sphacèle. Sur la muqueuse buccale ou à la face interne des grandes lèvres, on peut reconnaître parfois la vésicule qui s'ulcère et aboutit au noma, lorsque le malade est soumis à des influences débilitantes ou vient de subir une maladie grave.

A ce début insidieux, s'opposent naturellement les cas dans lesquels les accidents s'annoncent brusquement. Lorsqu'une artère des membres est oblitérée, les premiers phénomènes sont une douleur vive avec pâleur très-accusée qui s'accompagne de refroidissement et de troubles variés de la sensibilité. Si l'on a suivi les malades depuis longtemps, on peut redouter quelquefois la gangrène, et c'est ainsi que les symptômes du rétrécissement artériel précèdent pendant des années les gangrènes dites séniles ou les gangrènes des diabétiques athéromateux. Les malades ressentent des fourmillements, une sensation de froid passagère, parfois des élancements, des douleurs vagues ou rhumatoïdes. Ces phénomènes sont mis sur le compte de la fatigue, d'un affaiblissement de la contractilité cardiaque, ou passent inaperçus, et quand la gangrène se présente au plus léger appel, on cherche à l'expliquer par une cause immédiate. La claudication intermittente qu'a décrite M. Charcot est encore un des ces signes lointains dont il faut se défier, surtout si les tissus sont préparés au sphacèle comme dans le diabète.

Aucun symptôme caractéristique ne signale le dé t des gangrènes viscérales, et l'on est souvent réduit à de conjectures qui ne deviennent une certitude qu'à l'époque de la gangrène confirmée. S'il existait une maladie inflammatoire, dont la résolution semble incertaine, si des symptômes adynamiques dominent les accidents locaux, ou bien si les malades sont soumis à des causes déprimantes comme l'alcoolisme, l'inanition, il faut la redouter, mais rien ne l'affirme. Certaines gangrènes du poumon peuvent cependant se déclarer avec un ensemble de phénomènes qui les rapprochent des inflammations aiguës franches : elles sont pourtant exceptionnelles. Mais alors les signes locaux n'indiquent pas le sphacèle qui ne sera reconnu qu'à l'odeur de l'haleine et des crachats et à l'aspect de ces derniers.

Dans les gangrènes des extrémités, le début est souvent brusque, lorsqu'une oblitération se produit par embolie ou par thrombose. C'est une particularité bien connue pour ce qui touche à l'embolie et l'on peut suivre la filiation des accidents quand, dans le cours d'une maladie, à des symptômes subits d'excitation cardiaque on voit succéder tout d'un coup ceux d'un arrêt de circulation dans un membre. Le trouble du cœur disparaît ; les phénomènes de l'obstruction persistent. On peut donc supposer ici la formation d'un caillot dans les cavités gauches et la projection d'un fragment dans le système artériel. Nous constaterons en traitant le diagnostic, que l'interprétation n'est pas aussi simple, même dans ces faits en apparence assez probants. Les oblitérations par thrombose ont parfois un début symptomatique rapide : chez les vieillards, la gangrène peut se déclarer avec les signes d'une embolie, et l'on trouve à l'autopsie avec les lésions variées de l'artérite déformante, des coagulations anciennes, parfois même organisées, bien antérieures aux manifestations gangréneuses. Chez les cachectiques, dans le cours des maladies adynamiques, la thrombose débute avec le cortège des signes de l'embolie : à cet égard les observations de M. Charcot, celles que M. Benni a recueillies à la Salpêtrière ne permettent aucun doute. Et ces phénomènes brusques sont assez fréquents pour que Dumaz, qui étudie soigneusement l'obstruction artérielle des membres, cherche à expliquer par des concrétions cardiaques antérieures, celles qu'on observe dans les artères périphériques, et qu'il attribue sans exception à l'embolie. Ce sont des hypothèses et dans les faits que je cite plus haut, on ne p.. ' révoquer en doute la thrombose autochtone.

La *douleur* est souvent nulle dans les gangrènes viscérales : toutefois elle peut être accusée comme une sensation vague, diffuse, dans la gangrène du poumon où cependant elle se montre chez quelques malades avec une telle acuité que Stokes lui a donné le nom de douleur *angoissante* ; presque toujours alors, il y a participation de la plèvre au travail morbide. M. Besnier croyait qu'il s'agissait dans ces faits d'une pleurésie gangréneuse; mais la pleurésie n'est souvent qu'une manifestation contemporaine de la gangrène du poumon, comme l'a établi M. Bucquoy. La douleur persiste alors jusqu'à la mortification complète et elle empêche souvent les malades de se coucher sur le côté affecté.

Elle n'est pas accusée d'ordinaire dans le noma, dans la gangrène du pharynx, de la vulve, dans celle du décubitus, surtout lorsque les sujets affectés ne paraissent pas réagir sous l'influence des causes extérieures. Lorsqu'elle existe, ses caractères et son intensité varient : tantôt elle est précédée de fourmillements ou de démangeaisons ; ou bien elle est mal localisée, et quelques malades la rapportent à leurs jointures. Elle se présente parfois brusquement avec une extrême acuité : c'est alors un sentiment de brûlure, de déchirure, de broiement qui arrache des cris aux individus les plus courageux ; à un moindre degré, les malades se plaignent de cuisson persistante et d'une chaleur pénible. Ces caractères sont fréquents dans toutes les catégories de gangrène des extrémités : on les retrouve dans la gangrène symétrique, mais avec les phénomènes spéciaux de l'onglée, et la douleur peut être intolérable au point que les malades cherchent à la soulager en plongeant leurs membres dans l'eau froide ou en les enveloppant de cataplasmes. Le séjour au lit les exaspère fréquemment, il en résulte de l'insomnie et cette réaction douloureuse seule peut occasionner un mouvement fébrile.

Un fait non moins important, c'est le contraste frap-

pant qu'elle présente avec la disparition de la sensibilité dans les parties destinées à se mortifier. Cependant elle peut être le seul signe accusé par les
malades qui, se plaignant de froid, d'engourdissement,
ne sentent pas leur membre. Des corps chauds, des
cataplasmes qu'on applique pour les ranimer ne sont
pas perçus. La pression des doigts n'est plus sentie, il
en est de même des piqûres : et les réflexes disparais-
sent plus ou moins complètement. Ce n'est parfois qu'un
simple affaiblissement qui conduit à l'anesthésie absolue; parfois aussi elle n'existe qu'à la superficie et la
piqûre provoque une douleur vague lorsqu'elle porte
dans les régions profondes. Avec cette abolition de
sensibilité au-dessous de l'oblitération, on peut observer l'hypéresthésie des parties situées à un niveau
plus élevé.

Quelle est la cause de ces phénomènes douloureux?
Virchow les attribue à la compression qu'exerce l'embolie; il semble plus rationnel de les rapporter avec
Ennert au défaut de nutrition des éléments nerveux
par insuffisance de l'oxygène, suite d'un arrêt circulatoire. Mais avec l'exagération de l'excitabilité des
troncs coïncide la diminution de celle des rameaux
périphériques. Pour expliquer ce dernier mode, on
invoque la disparition des extrémités nerveuses :
quant à la douleur, elle cesserait avec la destruction
des nerfs. Le fait n'est cependant pas constant, et
l'on voit les phénomènes douloureux s'amender complètement avec l'intégrité parfaite des rameaux nerveux.

Dans la gangrène symétrique des extrémités, les douleurs qui se déclarent avec la syncope et l'asphyxie locales, s'accompagnent souvent d'anesthésie et, comme le
fait observer M. Rendu, les nerfs doivent avoir déjà subi
des modifications qui sont évidentes lorsque vient la
période des troubles trophiques.

Avec la douleur, coïncide un abaissement de température dont l'arrêt de la circulation nous rend compte.
Il est moins net dans les gangrènes des viscères et échappe
à l'observation, pour cette raison, que les foyers mortifiés ne sont point isolés, et que les tissus qui les entourent sont à une température normale ou exagérée ; ils
cèdent alors, comme le montrent MM. Hardy et Béhier,
une portion de leur calorique aux parties détruites.

Mais sur les régions faciles à explorer, cet abaissement est souvent considérable, et les membres atteints
paraissent glacés, au point que Dupuytren affirmait que
leur température était inférieure à celle du milieu ambiant, ou à celle d'un cadavre. Le fait vrai, c'est que le
membre tend à se mettre en équilibre de température
avec ce milieu ambiant. Lorsqu'on applique le ther-
momètre sur les points affectés, on constate l'abaissement de la colonne mercurielle. Il faut toujours
procéder par comparaison avec les parties du côté sain
et sur des régions symétriquement placées. Cet abaissement s'accentue davantage lorsqu'on arrive aux
extrémités : la différence avec la température du côté
sain varie dans les proportions de 2° à 4° en moyenne.
En remontant vers la racine du membre on arrive à

retrouver le degré de chaleur normale; elle dépasse cependant quelquefois celle du côté opposé, au début de la gangrène, mais surtout à la période d'élimination. En dehors de cette phase, on observe habituellement de l'hyperthermie au-dessus de la zone oblitérée ainsi que l'a vu M. Broca. La production de chaleur dépendrait du choc du sang contre l'obstacle, et surtout de la circulation collatérale qui ramène une masse plus considérable de sang. Cette élévation thermique peut également se présenter dans la gangrène symétrique où M. M. Raynaud l'a signalée au niveau des poignets et de la paume des mains.

Il n'est pas rare de voir ces symptômes s'accompagner de troubles de la *motilité*. Dans le noma, la joue semble flasque, inerte et contraste avec celle du côté opposé; parfois la commissure labiale est légèrement déviée du côté sain (Barthez et Rilliet).

Sur les membres, on observe à différents degrés des phénomènes de paralysie qui peuvent dès le début présenter leur maximum d'intensité. Les mouvements sont pénibles, on constate un peu d'impotence, mais ils persistent affaiblis; ou bien, subitement, les malades s'aperçoivent qu'ils ne peuvent fléchir un ou plusieurs doigts. La paralysie cependant est complète dans quelques cas; elle atteint quelquefois les deux membres inférieurs. M. Barrié a communiqué à la Société anatomique l'observation d'une malade qui, brusquement atteinte, jette de grands cris et présente une paraplégie subite. On trouva, en plus d'un rétrécissement mitral sans caillots dans les cavités du cœur, une oblitération complète de l'extrémité inférieure de l'aorte se prolongeant dans les deux iliaques primitives. L'origine embolique paraissait probable en raison des symptômes subits, cependant elle pouvait être discutée. Un fait de M. Bourdon nous montre aussi ce même mode de début par une paraplégie.

Il ne faut pas confondre cette faiblesse du début avec celle qu'on constate à la seconde période lorsque certains muscles ou groupes de muscles ont perdu leur fonctionnement par les altérations que leur fait subir la gangrène.

Ces phénomènes paralytiques sont sous la dépendance de l'entrave au cours du sang. Ils peuvent revêtir le type de la claudication intermittente, comme on le voit dans un fait de V. François : c'est en général une inertie de quelques minutes (3 à 4), qui succède à une marche d'un quart d'heure environ.

A cette impuissance motrice s'ajoute assez souvent une *contracture* douloureuse dont les caractères varient : elle est plus fréquente sur les membres supérieurs. C'est parfois un phénomène analogue à la rigidité cadavérique : on éprouve, pour étendre le bras, une résistance considérable ; cette résistance une fois vaincue, la roideur ne reparaît plus (Pitres, Obs. III); ou bien, comme l'a montré M. Charcot, la contracture dure deux ou trois jours, et si la mort survient rapidement, la rigidité n'apparaît pas sur la partie contracturée ; elle s'était produite pendant la vie.

Rilliet et Barthez avaient signalé chez les enfants atteints de gangrène des extrémités la rétraction du
membre et la douleur vive qui se manifeste lorsqu'on
tente de le redresser.

Lorsqu'elle existe, c'est surtout aux membres supérieurs ; on la trouve cependant mentionnée lors de
gangrènes des extrémités inférieures. Dans une observation de MM. Avezou et Béringier, la jambe à
demi-fléchie sur la cuisse ne peut s'étendre ; le
malade de M. Mercier présente une contracture
des fléchisseurs des orteils qui disparaît au bout de
deux jours ; la malade de M. Barrié était atteinte
d'une contracture tétanique des deux membres inférieurs.

L'ensemble de ces phénomènes doit faire examiner
les artères qui se rendent aux parties frappées. Souvent
on constate la disparition complète des battements artériels, en même temps qu'un cordon dur, tendu, douloureux, se révèle à la palpation sur le trajet du vaisseau. On assiste parfois à l'extinction graduelle des
pulsations, et ces faits sembleraient se rapporter particulièrement à l'artérite, comme l'a remarqué M. Potain dans la fièvre typhoïde. Les symptômes peuvent
disparaître ou persister, et alors ils aboutissent à la
mortification. Avec la disparition du pouls on sent
parfois un cordon se former graduellement et suivre une
marche ascendante comme l'absence des battements.
Chez les diabétiques, le soulèvement artériel, quoique faible, est presque toujours perçu : il est cepen-

dant des cas, comme celui de M. Potain, où la présence
de coagulations détermine les signes habituels de la
gangrène par oblitération.

Cet affaiblissement se rencontre encore dans les gangrènes qui surviennent pendant le choléra ou dans l'intoxication par l'ergot de seigle.

Bientôt à ces phénomènes se joignent des signes qui
ne permettent pas de méconnaître la gangrène : c'est
l'apparition d'une coloration noirâtre sur les surfaces
plus ou moins étendues d'où nous avons vu disparaître
la chaleur et la sensibilité; autour de ces taches se voient
des traînées veineuses, des marbrures disséminées.
L'épiderme se détache et montre la peau rouge,
parsemée de points bruns; ou bien il se forme des
phlyctènes contenant une sérosité fétide. Sur les muqueuses, l'ulcération qu'on avait pu constater, prend une
teinte grisâtre et se recouvre d'un détritus pulpeux qui
indique déjà la mortification gangréneuse des couches
superficielles. Dans le noma, cette apparence peut
se manifester au premier jour de son développement,
mais c'est du troisième au cinquième qu'on la reconnaît
le plus souvent. Pour la gangrène symétrique, les signes
d'asphyxie locale s'accentuent, de petites phlyctènes
soulèvent l'épiderme de l'extrémité de un ou plusieurs
doigts, plus rarement des orteils. Ces phlyctènes, ra
des dans leur évolution, laisseront une cicatrice légère
à la partie terminale de la phalangette.

Les eschares du *decubitus acutus* que nous avons vues
précédées de bulles ou de phlyctènes, puis marquées de

petites taches noires, marchent avec une rapidité extrême, et cela aussi bien sur le sacrum et à la fesse que sur les parties non soumises aux pressions. Dans d'autres cas l'inflammation destructive est d'emblée totale et comme phlegmoneuse, ainsi qu'il arrive souvent dans le diabète et parfois dans le choléra. On rencontre encore de petits foyers saillants, rougeâtres, d'apparence furonculeuse, sur les cuisses, les jambes, le tronc; ces points, très-douloureux, sont envahis rapidement par une tache brunâtre qui indique bientôt qu'une eschare s'est formée. Ce sont parfois de véritables furoncles, des anthrax, des phlegmons diffus, qui, en vertu de l'état du sujet, glycosurique d'ordinaire, tendent à la gangrène véritable, au lieu de rester de simples nécroses du tissu conjonctif.

Quoi qu'il en soit des variétés de teintes qu'on puisse observer, elles sont les premiers phénomènes locaux : des eschares leur succèdent qui présentent des caractères que nous avons déjà signalés dans l'anatomie pathologique.

Nous voyons la gangrène affecter la forme sèche ou humide. Cette dernière est la plus fréquente ; elle s'accompagne souvent sur les muqueuses d'un gonflement œdémateux à la limite du point qui doit se mortifier ; puis, à ce niveau, on sent bientôt un noyau dur et résistant, résultat de l'infiltration du tissu cellulaire. On retrouve cet engorgement, parfois très étendu, dans la gangrène de la vulve. Il est plus rare sur les membres, on a cependant l'occasion de le rencontrer. A la suite d'une embolie, la stase veineuse consi lérable détermine le gonflement du membre, mais l'œdème n'est pas la règle et tient, dans la plupart des cas, à des coagulations qui se sont formées dans les veines, à une phlébite concomitante. Patry a bien indiqué cette corrélation. Le plus souvent il se manifeste sur les limites de la gangrène, au niveau de la zone inflammatoire qui prépare l'élimination. L'infiltration des tissus est une grande prédisposition à la gangrène humide avec phlyctères, destruction rapide, et formation de détritus sanieux avec symptômes de putréfaction. Celle-ci cependant se rencontre dans la gangrène momifiante, où l'œdème est loin d'être en cause.

Dans la gangrène des extrémités, les phalanges sont parfois le siège d'un gonflement partiel, sorte de faux œdème, qui tient au développement exagéré du tissu cellulaire sous-cutané, consécutif aux attaques réitéiées de cyanose locale, et qui diffère de la forme en massue que prennent les ph langettes dans la cyanose véritable. M. Maurice Rayn nd insiste sur cette particularité.

L'œdème enfin peut exister avant la gangrène chez les albuminuriques ou les cardiaques; et la distension de la peau qui en résulte, jointe à la stase du sang et à l'état cachectique, est une condition prédisposante à la mortification.

Sans insister ici sur les caractères des eschares que j'ai déjà présentés, je dois cependant chercher les symptômes dont elles s'accompagnent suivant les variétés des gangrènes.

Dans la gangrène *sèche* qui atteint surtout les membres, ceux-ci diminuent de volume, se ratatinent peu à peu, et avec des douleurs parfois très vives et une perte complète de sensibilité, ils prennent une couleur de charbon, deviennent durs, et finissent par se transformer en une masse privée de vitalité qui représente l'aspect des membres d'une momie, masse qui résonne sous le doigt comme un morceau de bois. Les phénomènes de putréfaction sont rares dans cette forme dont les phénomènes douloureux peuvent être poussés à l'extrême pour disparaître graduellement. C'est elle qui correspond au rétrécissement graduel du champ artériel dans un membre, qui survient dans l'ergotisme, ou à la suite de l'embolie d'une artère. Ici, cependant, la gangrène *sèche* est l'exception : Dumaz en cite trois observations; il montre que la forme *humide* se déclare si la circulation collatérale ne s'établit pas, ce qui est le cas le plus fréquent, tandis que, si celle-ci permet encore un apport de sang même insuffisant, la *gangrène sèche* apparaît. Je rapproche ces faits de *gangrène sèche* par endartérite et thrombose ou par embolie, car la même condition en domine l'apparition : la circulation, quoique très faible, existe encore dans les couches profondes des membres et la résorption du sérum avec évaporation rapide des liquides en est la conséquence.

La momification peut se déclarer sur le pénis où elle se manifeste par un ratatinement, un dessèchement ana-

logue à celui qu'on observe sur les extrémités et qui
aboutit plus ou moins rapidement à la séparation complète. J'ai déjà dit qu'on l'avait observée dans le diabète, la syphilis, la fièvre typhoïde.

Les mêmes symptômes appartiennent à la gangrène
par ergotisme : la peau prend d'habitude un aspect
boucané, suivant l'expression de Berryat. Cruveilhier
raconte qu'un jeune homme qu'il eut l'occasion d'examiner, pouvait marcher avec un membre noir, carbo-
nisé, desséché par la gangrène. Toutefois l'ergotisme
peut déterminer la forme humide et la gangrène
affecter une marche envahissante.

Dans la gangrène symétrique, à la suite des phlyctènes développées sur les phalangettes, les doigts sont
effilés, comme flétris et présentent parfois des eschares ;
le plus souvent, la peau est parcheminée, dure, insensible, et une desquamation par lambeaux survient assez
souvent à la suite de cet état. Disons, par avance, qu'il
est de ces cas dont le diagnostic est très difficile et qu'il
n'est pas rare de les voir confondre avec la sclérodermie. Chez les enfants, la gangrène symétrique débute-
rait de préférence sur les orteils. Mais au lieu d'affecter
cette forme lente, elle peut offrir de prime abord les
signes de la momification et s'accompagner d'un cercle
éliminateur. Ces modalités parfois si différentes sont
probablement l'effet d'une cause unique, mais leur raison n'a pas encore été démontrée.

J'ai assez insisté sur l'absence de phénomènes putrides dans la gangrène sèche pour y revenir. Cepen-

dant j'ai signalé des exceptions, et l'on peut, dans la momification la mieux caractérisée, percevoir une odeur aussi fétide que dans les gangrènes avec décomposition putride. Dans une observation de M. Desnos, citée par Despaignet, le pied, réduit à un charbon sec, ligneux, dégageait une odeur atroce de gangrène.

Dans la forme humide, à la destruction rapide des tissus, s'ajoutent les symptômes de la putréfaction. L'étendue des eschares est plus considérable : elles sont plus molles, et peuvent se rencontrer à côté d'eschares desséchées. En se fendillant elles laissent échapper des gaz fétides avec un liquide sanieux, noirâtre, que suivent des fragments déchiquetés, des filaments ou des lambeaux putréfiés qui répandent une odeur infecte caractéristique. Si la gangrène est profonde, la peau qui avait d'abord une teinte bleuâtre, présente quelques phlyctènes, des eschares apparaissent à leur place, et bientôt, le membre entier, de la profondeur aux couches superficielles, est envahi par le sphacèle : c'est une forme qu'on rencontre encore de préférence chez les diabétiques. Les gaz qui se développent peuvent se révéler à la palpation par une crépitation disséminée surtout le long des vaisseaux. On ne constate quelquefois pendant la vie qu'une eschare insignifiante, sur un membre tendu, gonflé, état qui s'accompagne rapidement d'accidents généraux septiques, et à l'autopsie on reconnaît une gangrène profonde qui permet d'expliquer l'infection rapide de l'économie.

En même temps que ces phénomènes, on perçoit l'*odeur* de la gangrène, qui devient presque pathognomonique lorsqu'il s'agit de certaines lésions viscérales. Elle peut varier et se rapprocher tantôt de l'odeur des putréfactions véritables, tantôt de celles des macérations anatomiques, etc. En dehors des parties tégumentaires elle se dégage par l'expiration dans les gangrènes de la portion supérieure du tube digestif : bouche, pharynx, et dans celles de l'arbre respiratoire : fosses nasales, larynx, bronches, poumons. Ou bien elle accompagne des produits rejetés à l'extérieur et qui ont séjourné dans des organes profonds : les crachats, les matières vomies, les selles et les urines : on y rencontre alors des détritus particuliers qu'on reconnaît pour des débris de tissus sphacelés.

La fétidité de l'haleine est un bon signe de la gangrène pulmonaire, lorsqu'on a pu éliminer celle de la bouche ou du pharynx. Elle devance parfois la communication du foyer avec les bronches, ainsi que l'a établi Stokes, ce qui tiendrait à ce que les sécrétions bronchiques s'imprègnent de l'odeur des tissus. Celle-ci peut cependant s'observer dans les anciennes dilatations bronchiques par le contact de sécrétions putrides : nous verrons qu'il existe des signes diagnostics fondés surtout sur la marche de la maladie.

L'odeur des crachats a bien plus d'importance, surtout lorsque ceux-ci présentent les débris de l'élimination du tissu pulmonaire. Mais à côté de ces cas pour lesquels le diagnostic semble facile, on en trouve d'autres où les crachats sont rares et presque inodores, et où l'haleine n'a point cette odeur repoussante : ce sont les gangrènes *non fétides* qui existent en dehors de la glycosurie. Cruveilhier, Fournet, en ont publié chacun un exemple, Stokes l'a rencontrée sur un malade qui fut atteint de pneumonie dans le cours d'un érysipèle, et Demandre en cite un fait observé dans le service de M. Bucquoy.

Elle peut manquer aussi dans les gangrènes superficielles sous-pleurales, et depuis les 7 faits observés par Corbin, en 1830, ce phénomène a été parfaitement signalé.

Lorsque des produits rejetés à l'extérieur s'accompagnent d'une odeur gangréneuse, on doit les examiner et chercher à reconnaître leur provenance. Les cas les plus faciles à interpréter sont ceux où des fragments considérables sont expulsés. Dans certaines invaginations, par exemple, une portion d'intestin se trouve quelquefois dans les selles ; des lambeaux sphacelés peuvent s'y montrer dans le cours des dysentéries gangréneuses. L'expectoration de la gangrène pulmonaire mérite une attention spéciale : elle nous permet de reconnaître ce que nous sommes à même de rencontrer sur les téguments, c'est-à-dire, des débris d'eschares, qui se mêlent aux crachats sous forme de grumeaux verts, noirâtres, fréquemment teintés de sang ; ils peuvent être accompagnés de crachats pneumoniques quand l'inflammation du parenchyme existe avec la gangrène. Par le repos ils se divisent en trois couches, dont

la plus profonde contient les parties séparées des poumons. Le microscope permet d'y retrouver la présence
de fibres élastiques et conjonctives, des cellules granu-
leuses, des pigments, des cristaux de leucine et de thyrosine, puis le *leptotrix pulmonalis* signalé par Leyden.

Sur les téguments et les muqueuses, nous avons vu
qu'il existe habituellement un travail inflammatoire cir-
conscrivant les parties sphacélées et assurant à la fois
leur détachement et la cicatrisation des surfaces mises
à nu. Cette élimination diffère suivant l'étendue, la profondeur des eschares. Dans les gangrènes humides,
extensives, il en résulte parfois de larges pertes de
substance : à la joue, les os peuvent être dénudés ;
sur les membres, on assiste parfois à une destruction
telle que l'os apparaît également au fond du sillon
de séparation avec une teinte noire communiquée
par le sulfure de fer. Des délabrements non moins
considérables succèdent aux gangrènes du décubitus
et en particulier dans les fièvres graves et dans
les maladies de la moelle épinière; quant aux eschares
à la fesse des maladies de l'encéphale, elles n'ont en
général pas le temps de se produire, car la mort devance presque toujours cette période. Enfin ce sont
aussi des segments des extrémités qui se détachent,
depuis l'élimination des ongles, ou d'une portion de
phalangette, dans la gangrène symétrique, ou du nez
comme on l'a vu dans le choléra, jusqu'à la chute complète d'un membre. Ou bien l'eschare, plus limitée, ne

laisse qu'une cicatrice légère dont on retrouve les traces
sur les doigts, les oreilles, moins souvent sur le nez, des
individus frappés autrefois d'une attaque de gangrène
symétrique, phénomènes qui peuvent se représenter
sur les mêmes points ou en des endroits différents.
Cette élimination en masse s'observe aussi sur le pénis.
Chez quelques malades, des destructions bien plus
considérables peuvent se produire, et les historiens de
l'ergotisme gangréneux nous montrent que des membres
se sont détachés, de préférence au niveau des articulations, et cela sans hémorrhagie; on a même cité des exemples où l'élimination s'était faite à la hauteur de l'arti-
culation coxo-fémorale, et une malade avait ainsi perdu
les deux cuisses. Ces lésions n'étaient pas rares autrefois,
au point que Bacquias raconte qu'en 1702, sur les murs
de l'abbaye de Vienne, en Dauphiné, on voyait suspen-
dus en guise d'ex-voto des membres noirs et momifiés que
des malheureux avaient apportés en témoignage de leur
guérison.

Nous savons déjà qu'il existe sur les limites de la gangrène une zone inflammatoire, dans laquelle les vaisseaux oblitérés forment une barrière à l'envahissement
de la mortification : un sillon se manifeste dans lequel
s'accumule du pus qui entraîne les fragments sphacélés.
Dans les gangrènes étendues ou profondes, cette suppuration est à elle seule une cause d'épuisement et d'accidents généraux. Si l'oblitération n'a pas le temps de se
produire, la gangrène marche rapidement et se continue sans démarcation nette avec les parties saines, et

c'est ainsi qu'on observe ces gangrènes foudroyantes qui surviennent à la suite des traumatismes. Dans les états généraux graves, chez les diabétiques, souvent le sillon est lent à se former, l'élimination tarde long-temps, et la cicatrisation est interminable. Le travail de cicatrisation est en effet la phase complémentaire de l'élimination : au fur et à mesure que s'opère le détache-ment de l'eschare, la surface enflammée sécrète du pus, et les bourgeons qui la recouvrent font tous les frais de la réparation.

Cette période peut s'accompagner d'accidents divers : les uns par extension de la mortification, et par les com-munications accidentelles qui en résultent souvent ; les autres par suite de la perméabilité de certains vaisseaux, qui seront, à la séparation des eschares, la source d'hé-morrhagies graves ou mortelles.

Parmi les communications accidentelles les plus fré-quentes, je signalerai : celle de la cavité buccale avec l'air extérieur par la perte de substance de la joue, d'où peut résulter une fistule salivaire ; celle du rectum et de la vessie avec le vagin dans la gangrène de la vulve, qui peut amener également une extension de la perfora-tion vers le péritoine et causer la mort, ainsi que l'a ob-servé Trousseau. Dans ces pertes de subs'ance, la cica-trisation se fait souvent avec une rapidité incroyable et Richter, Trousseau ont insisté sur ce qu'elle laissait ra-rement après elle des adhérences ou des cicatrices vi-cieuses. Les eschares au sacrum peuvent, par leur ex-tension en profondeur, amener la dénudation des os, la destruction des ligaments, et l'irruption du pus dans le canal sacré : la suppuration va quelquefois jusqu'à se faire jour dans la cavité arachnoïdienne, et à amener une méningite ascendante aiguë purulente.

Les viscères peuvent aussi présenter des perforations consécutives aux gangrènes : l'estomac, l'intestin avec le péritoine, par exemple ; le poumon avec la cavité pleurale, d'où résulte une pleurésie suraiguë avec pneumo-thorax, ou avec celle du péricarde, ainsi que l'a vu Laurence. La communication se fait aussi avec la cavité pleurale, sans ulcération des bronches, et alors il n'y a pas de pneumo-thorax. Parfois celui-ci se montre secondairement, comme l'ont observé MM. Hardy et Béhier.

Les hémorrhagies sont assez rares à la période d'élimination, principalement sur les téguments et les muqueuses : l'oblitération des petits vaisseaux suffit à prévenir toute perte de sang. On les rencontre surtout dans le cours de la gangrène pulmonaire sous forme d'hémoptysies qui se déclarent souvent en même temps que les accidents généraux fébriles : elles acquièrent une valeur considérable pour assurer le diagnostic. On peut les observer après la chute des eschares des muqueuses ; elles sont rares pourtant dans le noma. Barthez et Rilliet n'en citent qu'un exemple emprunté à Hucter où deux hémorrhagies successives eurent lieu par une artère faciale : la dernière entraîna la mort.

Ces accidents locaux, quoique déjà très-redoutables par eux-mêmes, s'effacent néanmoins devant les symptômes généraux qui résultent d'une sorte de septicémie dont les effets sont presque toujours une terminaison fatale à bref délai.

SYMPTÔMES GÉNÉRAUX

Les symptômes généraux des gangrènes spontanées surviennent à différentes périodes et n'offrent pas la même importance pour le diagnostic et le pronostic. Les uns, en effet, qui ne sont pas constants se manifestent dans les gangrènes brusques, par embolie ou par thrombose ; mais un grand nombre d'entre elles n'éveillent aucun phénomène de réaction. Ils tiennent à l'inflammation éliminatrice et à la suppuration qu'elle provoque, mais sont bien moins graves que ceux qui semblent résulter de la pénétration dans le sang de particules putrides. Ces derniers sont assez souvent les seules manifestations appréciables dans les symptômes fonctionnels des gangrènes viscérales, leur première phase restant plus ou moins latente par l'absence de signes propres à leur période initiale.

On peut les diviser par conséquent en phénomènes de réaction et phénomènes d'intoxication.

Les premiers sont rares. Dans les maladies générales, le début des gangrènes viscérales passe presque toujours inaperçu : et sur les téguments on peut observer de vastes eschares, sans que le malade en ait proféré la moindre plainte, sans que l'on ait pu saisir de modifications dans les allures de son affection.

La prostration qui les accompagne dépend surtout de l'état qui les précède et même elle n'est pas constante, car il n'est pas rare de voir des enfants s'asseoir et jouer sur leur lit, alors qu'ils sont atteints de larges gangrènes de la bouche. Dans la gangrène du poumon, qui revêt des allures d'une inflammation aiguë franche de la plèvre ou du poumon, on est frappé de la sidération des forces, qui forme avec la douleur persistante l'un des traits principaux de son appareil symptomatique. Toutefois à la première période de la gangrène pulmonaire, il est des signes que nous devons noter. L'un des plus frappants est la présence du sang dans l'expectoration. Ce phénomène, sur lequel je reviendrai dans le diagnostic, possède une grande valeur. Avec la toux, la dyspnée, la douleur plus ou moins obtuse, on observe des phénomènes généraux de dépression qui indiquent que l'économie est profondément atteinte. Le pouls est rapide, la température atteint le chiffre de 39°,5, rarement 40°.

Cette première période, où les symptômes locaux sont ceux d'une pneumonie au début, lorsqu'ils existent, dure de trois à quatre jours.

Au moment de la phase d'élimination, alors qu'on

constate l'existence d'une excavation avec œdème cir-
convoisin, les phénomènes généraux sont identiques à
ceux que nous allons décrire pour la période infectieuse
de toutes les gangrènes putrides.

La gangrène des extrémités ne s'accompagne guère
de symptômes généraux; mais cependant la douleur est
assez vive pour amener de l'agitation, de l'insomnie, et
la fièvre n'est pas rare avec un état d'abattement parfois très accusé, surtout chez les vieillards. On le rencontre aussi dans les gangrènes par oblitération subite,
avec des étourdissements, des vertiges, des vomisse-
ments (cinq observations de Dumaz), des palpitations
passagères. Dans la gangrène symétrique, M. Raynaud
insiste sur l'absence de réaction qu'il a toujours notée,
et c'est à peine si quelques malades se plaignent de
fatigue, de pesanteur de tête, d'un certain sentiment de
défaillance au moment de leur réveil. C'est du reste
ce qu'on a observé pour l'ergotisme gangréneux, dans
lequel l'état général reste satisfaisant, une fois la gangrène déclarée : auparavant, les symptômes de l'intoxication se sont manifestés avec leurs caractères habituels. Cependant, si la gangrène devient humide, on
peut voir survenir des accidents généraux.

Chez les diabétiques, les gangrènes des téguments
débutent souvent au milieu de symptômes fébriles avec
légère tendance cérébrale : souvent, ce début marque
l'origine d'un phlegmon qui se révèle presque aussitôt
par des caractères gangréneux, ou qui n'aboutira à cette
terminaison qu'en quelques jours ; à ce moment, on

constate généralement une détente rapide dans les phénomènes de réaction.

Les symptômes généraux de la seconde période, qui se présentent surtout dans les gangrènes avec putridité, sont plus constants. Ce sont des phénomènes fébriles avec prostration, qui se traduisent le plus souvent par un ensemble désigné sous le nom d'état typhoïde, et dans lequel peuvent prédominer des symptômes ataxiques ou adynamiques. Les malades semblent hébétés, leur intelligence s'obscurcit, les réponses sont lentes, les forces prostrées, anéanties ; le visage est empreint de stupeur, la langue sèche, croûteuse, se fendille, les gencives sont enduites. Le ventre est météorisé, sensible à la pression ainsi que l'épigastre; si la diarrhée n'existait pas, elle se déclare alors fétide, incoercible et dure jusqu'à la mort et l'ensemble des accidents peut revêtir un caractère cholériforme. Pendant ce temps la fièvre est vive, la température élevée, la peau brûlante, couverte de sueurs visqueuses, et le pouls, rapide et mou, se laisse déprimer sans effort, devient parfois inégal, et présente plus rarement des intermittences. Des troubles divers marquent ou l'excitation ou l'affaiblissement du système nerveux et amènent la prédominance de la forme ataxique ou adynamique.

Ces phénomènes généraux se présentent souvent d'une manière rapide à la période d'élimination des gangrènes tégumentaires, et il est difficile de n'y pas reconnaître la marque d'une infection secondaire. Dans les gangrènes viscérales, on les prend souvent pour des accidents du début, alors qu'ils ne sont comme à la périphérie, que l'effet des gangrènes déjà développées.

Ces symptômes étaient depuis longtemps rapportés à l'hypothèse d'une résorption putride consécutive à la pénétration dans le sang de produits infectieux. Ce sont eux qui rendent si sombre le pronostic des gangrènes viscérales et des gangrènes extérieures putrides, au point que dans les cas où on les observe, la mort peut être considérée comme presque certaine, et MM. Hardy et Béhier, qui insistent particulièrement sur cet état général, pensent que les cas de gangrènes du poumon guéris sont ceux où les accidents d'infection n'ont pas eu le temps de se produire. On les a vus se déclarer presque aussitôt après une hémorrhagie, et ce fait a été observé surtout dans la gangrène pulmonaire. M. Lanceraux en a publié un cas intéressant dans lequel les phénomènes analogues à la septicémie ont pris naissance après une hémoptysie ; dans un autre fait de stagnation d'un magna putride dans une pneumonie chronique avec dilatation bronchique, une hémoptysie a précédé presque immédiatement les phénomènes d'intoxication. La similitude des faits qui semblent prouver ici l'existence d'une septicémie consécutive aux gangrènes, ne permet pas le moindre doute sur l'origine infectieuse des accidents qu'on observe ; mais de là à en affirmer la cause immédiate, à savoir s'ils dépendent de la présence des vibrions ou de bactéries émanant des foyers putrides, nous ne sommes pas en mesure de sortir des hypothèses. Ce que nous connaissons, c'est qu'à cette période peuvent se former des embolies capillaires qui vont refléter au loin dans des infarctus putrides, la nature des lésions destructives dont ils procèdent. Peut-être pourrait-on comparer ces phénomèmes infectieux à ceux qu'on a si bien étudiés dans ces dernières années au sujet des gangrènes traumatiques.

Marche. Durée. Terminaisons.

La marche des gangrènes spontanées a été exposée d'une façon générale dans la symptomatologie : elle varie suivant les parties atteintes, et suivant les conditions dans lesquelles la gangrène s'est développée : et sous ce rapport, nous sommes forcé d'envisager ce qui se passe dans quelques gangrènes en particulier.

C'est ainsi que dans la gangrène *pulmonaire*, lorsqu'avec des signes cavitaires, on a constaté la fétidité de l'haleine et des crachats, on voit la maladie prendre une marche rapide et entraîner la mort vers la fin du premier septénaire. Ou bien, une rémission semble s'établir, la fétidité diminue, on peut espérer une terminaison heureuse, mais la faiblesse, l'épuisement font des progrès, la fièvre d'infection se développe pour mener aussi à la mort. Parfois un incident inattendu vient précipiter le dénouement, une pleurésie suraiguë par exemple avec pneumo-thorax, suite de perforation ou une hémorrhagie abondante consécutive à la rupture d'un vaisseau. Si la mort ne suit pas cette derniére complication, des accidents septicémiques se produisent et le malade s'éteint dans la fièvre hectique. Parfois les crachats se suppriment tout d'un coup, une diarrhée fétide apparaît, et l'on trouve à l'autopsie la communication du foyer avec l'œsophage. Enfin, la pneumonie est une complication assez fréquente, et comme à la suite du noma, elle précipite la durée de la maladie. Dans tous les cas la mort n'arrive guère qu'avec la seconde et la troisième semaine. Cependant le pronostic quoique très grave, n'en comporte pas moins la possibilité d'une guérison, et l'on ne manque pas aujourd'hui d'observations qui démontrent qu'elle peut succéder à la gangrène pulmonaire. Grisolle, sur un individu mort à une période avancée de la convalescence d'une gangrène pulmonaire, trouva une caverne à parois lisses, sans noter cependant de fausses membranes. MM. Hardy et Béhier ont retrouvé cette altération sur une femme qui avait succombé deux ans après d'une gangrène du poumon; la cavité, qui pouvait contenir une orange, était tapissée d'une fausse membrane et communiquait avec les bronches. Chez un malade de M. Woillez, convalescent d'une gangrène du poumon, qui succomba trois mois après par suite d'un ramollissement cérébral, existait cette même disposition : une caverne assez volumineuse communiquant avec les bronches et dont les parois étaient tapissées par une fausse membrane.

La guérison serait plus fréquente, d'après M. Jaccoud, chez les alcooliques et les diabétiques, et chez ces derniers lorsque la période consomptive n'est pas encore venue.

C'est surtout dans la forme aiguë pneumonique ou pleurétique qu'on peut espérer ce dénouement heureux; lorsque les malades sont jeunes, et ne sont pas soumis à des causes dépressives. Dans la gangrène pleuropulmonaire, la guérison survient quelquefois après l'élimination des eschares consécutive à l'opération de l'empyème.

Sur 68 malades atteints de gangrène du poumon, Laurence en a vu 8 se rétablir ; MM. Hardy et Béhier ont observé des faits analogues; M. Bucquoy en signale 7 cas. Le pronostic est encore plus grave chez les enfants, en raison de la coïncidence fréquente d'autres gangrènes.

Quant à ces gangrènes à marche lente dont Louis cite un exemple, la maladie datait de six mois, elles sont très rares et peut-être était-on en présence de dilatations bronchiques ou de gangrènes guérissables (Lasègue) qui siègent à l'extrémité de ces canaux.

Il est cependant des cas où la marche est lente et revêt, après l'élimination du contenu du foyer, la forme décrite par Bayle sous le nom de *phthisie ulcéreuse*, et qui s'accompagne de fièvre hectique.

Dans le *noma*, la marche est aussi plus ou moins rapide, et la guérison est l'exception. Les malades succombent dans le marasme, avec la diarrhée, et la mort arrive en général vers le second septénaire. Elle précède souvent la perforation de la joue et survient par le fait d'une pneumonie qui en est la complication habituelle, ou d'une gangrène par embolie capillaire. Lorsque la guérison doit se produire, si l'eschare n'a pas envahi toute la joue, la cicatrisation se fait rapidement ; s'il existait une perforation, les bords se détergent, prennent une coloration rosée et amènent le rapprochement concentrique de la zone cicatricielle qui peut se réunir complètement, ou laisser une fistule plus ou moins considérable, qui parfois montre les os à nu. Ceux-ci s'exfolient, l'état général s'améliore, et il ne reste de ces accidents qu'une difformité.

La marche de la gangrène du pharynx est plus difficile à préciser, car elle n'est souvent qu'une complication ultime de maladies fébriles, qui s'accompagnent d'une prostration extrême. Lorsqu'elle siège à la partie inférieure de l'œsophage, on la reconnaît à l'autopsie ; quant à ces gangrènes considérables qui envahissent le voile du palais, la luette, les piliers, leur pronostic est fatal, en raison surtout de leur développement à la suite d'affections adynamiques et leur durée ne dépasse guère 3 ou 4 jours. Quant à la gangrène limitée, si rare, qui se localise sur une amygdale, on constate l'élimination de cette dernière et parfois des deux (Guersant), puis une ulcération profonde dont les suites n'ont rien [de spécial à noter.

Les gangrènes des téguments nous offrent aussi

des particularités intéressantes dans leur évolution suivant leurs variétés, et suivant les maladies qu'elles compliquent.

Nous avons déjà vu les différentes périodes de la gangrène, la formation des eschares et leur élimination, la présence du sillon, les accidents de la phase de séparation. D'une façon générale on peut dire que les gangrènes sont lentes ou rapides : lentes, suivant le plus ou moins de réaction sur les bords de la mortification, suivant que les tissus sont soumis à l'action nocive du sucre contenu dans le sang; rapides, lorsqu'elles surviennent sur des membres fortement œdématiés, chez certains cardiaques, par exemple, ou dans quelques formes humides de gangrènes des extrémités. Parfois même leur marche est foudroyante, quand elles sont la manifestation d'une septicémie suraiguë, ce qu'on voit dans quelques infections puerpérales, ou à la suite de piqûres ou d'excoriations dont l'origine est méconnue. Je ne m'étendrai pas sur la cicatrisation. Mais il faut signaler ces formes dites intermittentes, dans lesquelles la gangrène, une fois terminée, revient à des intervalles plus ou moins éloignés : ces intermittences, qui ne sont que des retours, se manifestent aussi dans les gangrènes symétriques.

Quant aux déformations que laissent ces gangrènes, elles doivent être soigneusement étudiées sur les doigts, car on est parfois assez embarrassé de porter un diagnostic sur leur signification. M. Raynaud a montré la forme conique des phalangettes ; les ongles, marqués de traits transversaux, signe d'un arrêt de croissance au moment des accès passés, se recourbent souvent par suite de la destruction d'une portion de peau des phalangettes.

Dans la *gangrène symétrique* des extrémités, la maladie peut se perpétuer sans rémissions ou présenter des intervalles d'apaisement. Celle qui suit une marche lente est plus grave et aboutit souvent à la perte d'une portion des doigts ou des orteils. Débutant par l'asphyxie locale, elle est bientôt suivie des crises douloureuses déjà décrites, puis après une dizaine de jours se déclarent les phénomènes d'élimination avec cercle de réparation, phénomènes dont la durée est en moyenne de quatre mois. Elle laisse comme suite des cicatrices, mais n'entraîne pas la mort. La forme *chronique* affecte des allures particulières : elle présente souvent un début brusque, puis, c'est par accès qu'on voit reparaître l'asphyxie locale sur des points toujours les mêmes, accès qui peuvent se reproduire chaque jour ou à des intervalles plus espacés. Ces accès finissent par être moins intenses, mais laissent les extrémités froides.

Des troubles nutritifs peuvent succéder à cette phase et l'induration de la peau finit par lui donner l'aspect d'une véritable sclérodermie.

Les gangrènes qui apparaissent dans les fièvres en aggravent le pronostic : celle des extrémités guérit à peu près dans la moitié des cas, lorsqu'elle se déclare dans la fièvre typhoïde. Dans le typhus, Estlander a constaté une mortalité plus élevée lorsqu'elle revêt la forme embolique, que dans le cas où elle affecte le type de la *gangrène symétrique asphyxique*.

Chez les diabétiques, en dehors de la forme aiguë phlegmoneuse, la marche des gangrènes spontanées est lente, et traîne en longueur; parfois elle offre des rémissions et disparaît, puis revient à des intervalles plus ou moins réguliers, affectant ainsi les allures du *sphacèle successif*, comme l'a dénommé Marchal. Dans les formes envahissantes elle est souvent superficielle, et paraît se diffuser sans tendance à la formation d'un cercle éliminatoire; si celui-ci vient à se montrer, la séparation ne se fait qu'à une époque tardive, et les surfaces mises à nu se cicatrisent après un long espace de temps.

DIAGNOSTIC

Les gangrènes spontanées des régions extérieures sont en général faciles à reconnaître: l'aspect des parties mortifiées, leur coloration, l'absence de chaleur ou la perte de sensibilité à leur niveau en sont les carac-

lères constants; dans les formes humides et dans quelques gangrènes sèches, l'odeur atrocement fétide
complète l'ensemble de ces phénomènes. Les gangrènes
viscérales, au contraire, échappent à notre investigation
en ce qui concerne leur première période, lorsqu'elles
s'établissent lentement; si leur début est rapide, comme
dans certaines gangrènes du poumon, l'affirmation de
la nature de la maladie ne peut être donnée que par la
fétidité de l'haleine et des crachats et par l'aspect de ces
derniers. Nous verrons quelles sont les causes d'erreur,
et comment on peut reconnaître les gangrènes des parties qui communiquent avec l'air extérieur par l'intermédiaire de la bouche et des fosses nasales. Cette odeur
fétide de débris organiques en voie de décomposition,
permettra également de reconnaître les gangrènes viscérales qui peuvent se révéler par l'examen des matières fécales ou des urines. Mais, en leur absence, il
n'y a que l'apparition rapide des symptômes généraux
d'infection avec leurs allures spéciales, frissons, fièvre
à type irrégulier, adynamie, état typhoïde, qui devra
faire songer à l'éventualité d'une gangrène et à examiner les produits rejetés au dehors pour reconnaître s'ils
ne contiennent pas de détritus sphacélés.

C'est ici le lieu d'établir une division dans notre
étude générale, et de chercher à reconnaître dans quelques gangrènes en particulier, quelles sont les erreurs
de diagnostic qui peuvent être commises et comment il
est possible de les éviter.

Des gangrènes de la peau se rapprochent celles des

muqueuses sur lesquelles il est difficile de se méprendre : l'existence d'une eschare et d'un œdème considérable sur ses bords, une sensation d'induration et de rénitence profonde, en sont les signes distinctifs. C'est ainsi que la gangrène de la bouche se reconnaîtra de la *stomatite ulcéro-membraneuse* qui n'est, elle aussi, qu'une nécrose superficielle, une gangrène moléculaire de la muqueuse buccale, par l'absence de cette induration spéciale et de l'engorgement de ses bords, par la localisation à la superficie de la muqueuse, et par l'absence d'eschare à la peau. La *pustule maligne* débute sur les téguments par une vésicule et suit son évolution particulière, tandis que la gangrène de la bouche ne présente ce mode de développement que d'une façon exceptionnelle.

Les *taches gangréneuses*, décrites par Richter, rencontrées par Moynier, marchent aussi de dehors en dedans sans tendance envahissante.

Les aphtes gangréneux sont bien plus circonscrits et ne s'accompagnent pas de l'induration profonde de la joue, ni d'un œdème aussi marqué : ils restent localisés à la muqueuse sans l'envahir dans son épaisseur.

La *gangrène de la vulve* n'est parfois découverte que par la présence d'un écoulement fétide excoriant les téguments : aussi dans la rougeole doit-on s'inquiéter du moindre flux leucorrhéique survenant chez les enfants, et mettre les parents en garde contre la possibilité· de cette complication. L'eschare, le gonflement énorme qui l'accompagne, l'odeur fétide, ne permettront pas de la méconnaître.

L'angine gangréneuse, quoique très rare, existe ;
lorsqu'elle se localise à une amygdale, qui noircit,
tombe en détritus et finit par se détacher, le diagnostic
s'impose, surtout si l'évolution s'est faite entièrement
sur place, sans fausses membranes dans le reste de l'arrière-gorge. Il existe en effet des conditions où l'angine
diphtéritique revêt l'aspect de la gangrène, et c'est principalement lorsque les fausses membranes, infiltrées
de sang, prennent une teinte gris-noir, qu'on peut
méconnaître la vraie nature de la maladie. Si l'on
cherche alors à détacher ces plaques, on arrive à en
enlever des portions ou de petits lambeaux sous lesquels la muqueuse est intacte. Cependant, dans les
formes toxiques et hypertoxiques, M. Peter a montré que
les ulcérations et la gangrène pouvaient faire partie des
complications ; le pronostic est alors d'une gravité exceptionnelle et ne le cède en rien à celui de la gangrène
de l'arrière-gorge qui survient à la suite des fièvres éruptives et chez les enfants débilités et épuisés.

La *gangrène du pharynx* est tout aussi exceptionnelle
et l'odeur de l'haleine est souvent le seul signe per-
ceptible lorsqu'elle siège à la partie antérieure et
supérieure de l'œsophage, derrière le larynx. Elle est
aussi un accident terminal des pyrexies et ne peut être
reconnue que par l'absence dans la bouche et dans la
gorge de lésions suffisantes pour expliquer la fétidité,
et l'on peut alors la rapporter au larynx ou au poumon.
Mais l'expectoration, son odeur, son aspect, la constata-
tation de phénomènes thoraciques, sont des circons-

tances qui font défaut dans la gangrène du pharynx.

La *gangrène du poumon* ne possède que deux signes certains sur lesquels j'ai déjà insisté ; toutefois, malgré leur valeur, ils peuvent quelquefois être discutés, ou manquer complètement. Certaines formes superficielles, caractérisées par l'existence de noyaux gangréneux au voisinage de la plèvre, peuvent, lorsque ceux-ci ne communiquent pas avec les bronches, ne pas donner lieu à la fétidité de l'haleine ; dans ces cas, la marche de la maladie est en général rapide ; la douleur est souvent très violente et *angoissante* (Stokes), il se fait une pleurésie suraiguë qui peut entraîner la mort à bref délai. L'odeur caractéristique peut encore manquer, surtout comme l'a montré M. Charcot, chez les diabétiques ; mais dans les gangrènes non fétides, l'examen de l'expectoration pourra quelquefois mettre sur la voie de la nature de la maladie. En dehors de ces circonstances où l'haleine n'est pas repoussante, la fétidité dépend aussi de lésions des fosses nasales, de la bouche, du pharynx dont on devra toujours s'enquérir. Des cas plus difficiles sont ceux où il existe une ou plusieurs dilatations bronchiques dans lesquelles les produits de sécrétion s'accumulent et donnent lieu à des gangrènes superficielles de la muqueuse. Les caractères différentiels tirés de l'odeur de l'haleine et des crachats peuvent, dit Grisolle, lorsqu'elle est plutôt acide ou fade que véritablement fétide, en faire soupçonner l'origine ; mais la seule base certaine du diagnostic est la lenteur de l'évolution, l'intégrité de l'état général qui

reste le même après l'expectoration, et la guérison
qui peut être aussi la suite d'une gangrène pulmonaire où cependant elle est l'exception. Il est encore
certains cas dans lesquels une erreur serait possible;
quand, par exemple, dans une apoplexie pulmonaire, les
crachats rendus sont rares, noirâtres, et dégagent une
odeur alliacée assez intense, il est difficile de savoir
s'il n'y a pas déjà un commencement de gangrène, et de
fait, comme l'infarctus du poumon en est une cause
fréquente, il faut toujours en craindre le développement.

Celui-ci pourra paraître imminent lorsqu'on verra
se déclarer des frissons avec une fièvre sans caractère
bien tranché et un état général typhoïde annonçant
l'infection du sang par les produits de décomposition
putride ; ces signes généraux seront toujours d'une
grande valeur pour faire soupçonner la menace des
complications gangréneuses dans toutes les maladies du
poumon. La gangrène qui débute à la manière
des inflammations franches peut être confondue
avec la pneumonie, et dans ces cas l'appareil symptomatique revêt parfois les allures de cette phlegmasie au point d'égarer complètement le diagnostic.
Il faut se défier de ces pneumonies qui surviennent
brusquement par l'action du froid, et que dominent un
état général et une sidération qui dépassent de beaucoup l'intensité des symptômes de réaction qui la signalent d'habitude. Le caractère pénible de la douleur et
sa ténacité, l'absence de crachats pendant quelques

jours, devront inspirer des craintes, et celles-ci seront fondées lorsque l'haleine du malade exhalant déjà une odeur un peu forte, les premiers crachats se montreront teintés de stries de sang. La fétidité croissante de l'haleine, la persistance de la prostration, les signes locaux indiquant une fonte du foyer pneumonique, seront des indices précieux en faveur d'une hypothèse qui deviendra une certitude lorsque les crachats seront expulsés avec leur odeur cadavérique, et qu'ils montreront les débris de portions du poumon avec les organismes de la putréfaction. La gangrène peut encore être soupçonnée lorsque des symptômes thoraciques brusques, quoique parfois très atténués, viennent à se déclarer dans le cours des affections qui peuvent donner lieu aux embolies capillaires gangrèneuses : telles sont, les eschares des téguments, les inflammations des veines, la gangrène des muqueuses, celle de la bouche et de l'utérus en particulier.

Les *gangrènes des téguments* sont faciles à reconnaître, et la perte de la sensibilité et de la chaleur distingue les petites taches du début de simples ecchymoses.

Les *gangrènes des extrémités* s'accompagnent de manifestations douloureuses, ou de symptômes parétiques qui peuvent quelquefois être attribués à des causes très différentes. C'est ainsi qu'on suppose l'existence d'un rhumatisme lorsque les douleurs se localisent au voisinage des articulations, alors que la peau est plutôt froide et pâle que rouge et chaude, comme dans le rhumatisme; ou bien qu'on cherche s'il ne s'agit pas

d'une affection médullaire, d'une irritation quelco
des nerfs à leur émergence, lorsque les douleurs affectent
la forme d'élancements, de brûlures, de cuisson ou de
fourmillements.

Mais il est rare que le diagnostic reste ainsi longtemps
incertain ; surtout si l'on a toujours soin, après avoir
éliminé les affections médullaires, de s'enquérir de l'é-
tat des artères. On évitera par cette exploration, de confondre une paralysie locale et de cause vasculaire avec
une altération de l'axe encéphalo-médullaire ; et la
confusion serait possible dans le cas où se manifeste une
paraplégie subite comme l'a observé M. Barrié, ou plus
lente, ainsi que l'a noté M. Bourdon. Et lorsque les phénomènes de motilité sont plus limités, l'apparition des
symptômes de la gangrène sera le meilleur moyen
de les rapporter à leur vraie cause, l'insuffisance ou le
défaut de sang oxygéné. Ces fourmillements, ces douleurs passagères, cette faiblesse qui peut revêtir parfois
le type de la claudication intermittente, doivent toujours être analysés très scrupuleusement chez les vieillards et les diabétiques. Ils révèlent de bien loin l'imminence de la gangrène par rétrécissement artériel. Leur
existence avec les signes d'un affaiblissement du muscle
cardiaque, et la constatation d'artères athéromateuses,
devra toujours faire craindre l'apparition de la gangrène.

Lorsque celle-ci s'est déclarée, elle présente, ainsi que
je l'ai dit, des symptômes et une marche différents suivant qu'elle revêt l'une des deux formes sèche ou hu-

mide. La première est plus rare dans l'âge moyen de la vie ; elle est bien plus fréquente dans la vieillesse. Le diagnostic n'offre aucune difficulté en ce qui concerne la gangrène en elle-même. S'il s'agit d'en rechercher la cause, le problème est plus complexe. Il est contenu dans la possibilité de reconnaître si l'une des causes énumérées dans l'étiologie doit être admise seule ou concurremment avec d'autres lésions. Et pour faire ce diagnostic, la division suivant les âges doit être écartée, car la gangrène des vieillards appartient, il est vrai, surtout à l'athérome, mais les thromboses, les embolies, les stases capillaires, n'en sont pas moins une des origines fréquentes. Chez eux, il est vrai, les pyrexies sont moins à redouter, mais la goutte, le diabète, les affections du rein, la stéatose cardiaque, l'athéromasie des artères, enfin l'affaiblissement marastique sénile et cachectique sont autant de causes prédisposantes à la séparation de la fibrine du sang et à la formation des thromboses. L'embolie appartient surtout à la période moyenne de la vie et les endocardites rhumatismales en sont le point de départ habituel, qu'elles existent à l'état aigu ou chronique. Les fièvres graves, les affections puerpérales en sont également une des sources les plus fréquentes. Mais ici, malgré la plus grande constance de l'embolie, le sang présente le même état d'inopexie que dans les affections de la sénilité, et les artères ne sont pas toujours aussi indifférentes qu'on pourrait le croire.

L'artérite dûment constatée dans certains faits de fièvre typhoïde, lorsqu'il existait de la gangrène des extrémités, pourrait aussi bien se rencontrer dans des maladies qui offrent cette même complication.

Le diagnostic de l'origine des lésions dans la gangrène des extrémités, et il ne s'agit pas ici de la forme symétrique de M.. M. Raynaud, doit donc porter sur cette simple question : est-ce par thrombose inopectique, par artérité, ou par embolie qu'est survenue l'oblitération artérielle? Il semble assez rationnel d'admettre que le début brusque ou rapide appartient à l'embolie, tandis que la thrombose se révèle lentement, graduellement, pour aboutir au même résultat final. Or, cette proposition ne peut subsister devant les enseignements de la clinique et de l'anatomie pathologique. Dans toutes les observations où la thrombose est notée, le début est soudain, à tel point que Dumaz analysant 24 observations d'oblitérations par thrombose survenues pendant la fièvre typhoïde, et elles sont le plus nombreuses (10), dans le choléra, le cancer, etc., ne trouve dans leurs symptômes aucune différence avec la gangrène suite d'embolie dont il fait une étude si précise. Il faut donc pour affirmer l'embolie pendant la vie, se reporter à d'autres signes et à l'état du cœur en particulier.

La prédominance d'une des formes sèche ou humide, pourrait peut-être fournir quelques indications : c'est ainsi qu'on rencontre la première surtout chez les vieillards et dans les obstructions emboliques où la circulation collatérale peut s'établir. J'ai insisté sur la coïncidence de la *momification* avec un reste de circulation

dans les couches profondes du membre frappé, et peut-
être ces considérations pourraient-elles nous éclairer
sur certains cas de gangrène des extrémités dans la
fièvre typhoïde. La gangrène sèche y est la plus fréquente; et comme on a rencontré souvent la thrombose, qu'il peut exister de l'artérite, il semble assez
juste de supposer que l'oblitération s'est faite graduellement, pour faciliter le développement des collatérales.
Cette formation lente serait en rapport avec l'artérite et
thrombose consécutive, ou avec la thrombose authoctone, de sorte que la gangrène sèche pourrait le plus
souvent être attribuée à l'oblitération par thrombose
primitive ou secondaire.

D'autres caractères révèlent l'artérite : et sans parler
des manifestations du côté du membre, on trouvera la
sensation d'un cordon dur le long d'un vaisseau princi-
pal, avec douleur sur son trajet, et les battements dimi-
nueront graduellement en ce point pour s'éteindre complètement.

De prime abord on pourrait croire au début d'une
phlegmatia alba dolens, par la douleur sur le trajet des
vaisseaux, la sensation de résistance, l'apparition d'un
léger degré d'œdème. Mais la diminution et la disparition du soulèvement artériel sera le meilleur élément
de diagnostic.

Les mêmes symptômes s'observent parfois dans
la thrombose authoctone si l'exploration des artères
est faite de bonne heure, mais il arrive trop souvent que l'attention n'est attirée vers le système artériel

d'un membre que lorsque l'oblitération, dont on n'a pas saisi les premières manifestations, est définitive et assez considérable pour produire la gangrène. Dans les cachexies, lorsque la palpation des artères ne montre pas des lésions athéromateuses, que le cœur est sain, et qu'une gangrène des extrémités se déclare, on sera le plus souvent en présence d'une obturation par thrombose autochtone.

Lorsque les battements artériels sont conservés et perçus jusqu'aux limites de la gangrène, on doit s'assurer que le malade n'est pas diabétique; car c'est la circonstance habituelle qui marque cette variété. On observe encore cette particularité chez certains goutteux et dans la gangrène symétrique dont il me reste à chercher les caractères distinctifs.

Ainsi que l'a montré M. M. Raynaud, la gangrène symétrique des extrémités se présente sur ces parties d'une façon régulière et presque réglée d'avance : les doigts, les orteils, les oreilles et le nez. J'ai indiqué les circonstances d'âge, de sexe, d'état général, dans lesquelles on a l'occasion de l'observer. Ce sont surtout les femmes qui, vers l'âge de 25 ans, en sont atteintes, et le diagnostic est facile lorsqu'aux signes de syncope locale, succèdent l'asphyxie, puis des phlyctènes laissant après elles de petites cicatrices à l'extrémité des phalangettes. Cette évolution par périodes avec cyanose passagère, intermittente, écarte l'hypothèse de la cyanose continue qu'on observe dans les affections du cœur congénitales, et qui s'accompagne de symptômes

cardiaques évidents, auxquels correspond l'état du pouls.
La configuration des doigts n'est pas la même dans les
deux cas, leur forme en massue dans la cyanose ne peut
être comparée à cet aspect des phalanges qui sont effi-
lées, présentent des lignes cicatricielles, et dont
les ongles sont également altérés et recourbés pour
s'adapter à la forme de la phalangette dont une partie
s'est escharifiée.

Au début, dans certaines formes, les caractères ne
sont autres que ceux de l'onglée, de petites engelures
se développent et l'on n'y fait pas autrement attention.
M. Raynaud insiste sur ce détail, et engage à se défier
beaucoup des engelures dans une époque où leur apparition doit être tenue comme rare.

La forme momifiante de la gangrène symétrique ressemble beaucoup à l'ergotisme gangréneux par les douleurs, le sentiment de cuisson qui président à son début.
Quoique cette gangrène soit bien rare dans les conditions d'hygiène où nous vivons, il faut toujours interro-
ger avec soin les malades sur leur genre d'alimentation.

Les gangrènes *diabétiques*, avec leurs variétés rentrent
toutes dans les catégories précédentes, de sorte que
l'examen des urines seul indique formellement leur
origine.

Mais s'il est facile de comprendre par une description classique comment se montre la gangrène symétrique des extrémités, on trouve dans l'observation des
malades des cas d'un diagnostic beaucoup plus obscur.

Et d'abord, il faut bien le dire, la loi de symétrie n'est pas sans présenter des exceptions, et l'on peut rencontrer des phénomènes identiques sur une seule extrémité; comme le fait remarquer M. Vulpian, cette variété n'existe pas toujours sans lésions artérielles. Les deux observations de M. Hallopeau, dont j'ai déjà parlé, concernaient deux malades qui avaient présenté des symptômes d'anémie locale avec tendance gangréneuse, et chez lesquels M. Vulpian avait trouvé les caractères de l'athérome avec endartérite hypertrophique.

En pareille circonstance, on ne pourra certainement pas conclure à l'absence de *gangrène symétrique* parce qu'il existe des altérations bien appréciables des vaisseaux.

Dans tous ces faits, la tendance à la gangrène est bien accusée, et lorsque celle-ci aboutit à des eschares, on ne peut s'égarer dans la voie du diagnostic. Il n'en est point de même pour les formes bizarres, dans lesquelles les extrémités des phalangettes ont subi une destruction plus ou moins marquée, où les ongles sont repliés, et où la peau épaissie, comme infiltrée, présente une certaine dureté et offre l'aspect d'une membrane tendue, qu'on ne peut plisser; et si cette lésion se retrouve comme l'a vu M. Raynaud, à la paume des mains, et sur la face, on se demande si l'on est en présence d'une *sclérodermie*. Il faut l'avouer, l'erreur serait facile à commettre au moment des rémissions; mais quand les signes asphyxiques viennent à se montrer et à plus forte raison s'ils sont permanents, et que la tendance au sphacèle soit bien évidente, il semble qu'on ne peut douter de la gangrène symétrique.

Il y a cependant une confusion de mots qu'il est bon de dissiper : l'asphyxie des extrémités n'est qu'un symtôme, et elle existe dans la gangrène symétrique comme dans la sclérodermie. Les observations contenues dans la thèse de M. Lagrange, et celles qu'on a publiées depuis mentionnent presque toutes à un moment donné des signes cyanotiques : mais ce qui les distingue d'une manière absolue, c'est le mode de production des déformations qui, dans la forme *dactylée*, se caractérisent par l'atrophie graduelle des phalanges, sans élimination de fragments osseux, par des déviations assez fréquentes, suite des lésions articulaires sans ankylose. Enfin, il existe des cicatrices consécutives à des bulles où à des tournioles, elles sont superficielles et ne donnent pas naissance à de véritables eschares cutanées. Généralement aussi on trouvera sur la peau des plaques, des indurations ou des taches pigmentaires. On ne peut se dissimuler qu'il existe entre ces deux maladies bien des points de contact, et jusqu'à la période des déformations on assiste à une série de troubles trophiques, qui aboutissent à la destruction par deux procédés différents : l'un d'atrophie, l'autre de gangrène. Quant à l'asphyxie cutanée, elle n'est en somme qu'un phénomène contingent dont les caractères et les modalités ne sauraient être invoqués pour assurer le diagnostic.

Enfin chez quelques malades où les extrémités des doigts présentent de petits tubercules consécutifs

aux eschares, on peut se demander s'il ne s'agit pas de
phénomènes analogues à ceux de la *lèpre*, surtout lorsque des ulcérations ont détruit des fragments osseux,
et qu'à l'hyperesthésie du début a succédé une anesthésie complète sur les parties atteintes. Il n'est pas
toujours aisé de poser un diagnostic exact. M. Hardy a
montré que certaines formes de lèpre peuvent s'accompagner de phénomènes gangréneux. Ceux-ci ne sont
alors que des signes secondaires. On recherchera donc
si la gangrène est le fait dominant et primitif et sur
cette donnée, en tenant compte de l'absence de dia-
thèses, on pourra affirmer la gangrène des extrémités
comme l'a fait M. Hardy au sujet d'un malade chez lequel M. Devergie avait cru trouver une lèpre anor-
male (Académie de médecine, 14 mars 1876).

INDICATIONS THÉRAPEUTIQUES

Le traitement des gangrènes spontanées consiste
à prévenir leur développement par des moyens pro-
phylactiques, à limiter le travail destructeur quand la
mortification est devenue inévitable, et à favoriser l'é-

limination des eschares et la réparation des parties mises à nu. Nous avons donc à considérer : le traitement de la gangrène *imminente* et celui de la gangrène *confirmée*.

Dans toutes les maladies où l'on peut craindre cette funeste complication des eschares du décubitus, dans les fièvres graves, dans les affections de longue durée, chez les alcooliques, etc., on devra journellement porter son attention sur les régions du corps exposées à subir des compressions, et prendre les mesures nécessaires pour qu'il ne se produise ni rougeurs, ni excoriations. Dans ce but, en dehors des soins de propreté, les malades seront placés sur des lits de crin, sur des coussins à air, des matelas d'eau, etc., et l'on veillera à ce qu'ils évitent de garder longtemps la même position.

Il y a lieu de surveiller avec la même sollicitude ces œdèmes considérables au niveau desquels une lésion minime en apparence est le point de départ d'un sphacèle envahissant : ici la mortification peut résulter de l'abondance de l'infiltration, et l'on n'attendra pas que la peau devienne rouge et très tendue pour pratiquer quelques rares piqûres sur des régions assez éloignées les unes des autres.

Dans le cours des maladies fébriles, et surtout des fièvres éruptives, chez les enfants en particulier, l'état de la bouche doit toujours être soigneusement constaté, et on cherchera par des soins de propreté à éviter l'accumulation des mucosités, ou le dépôt de produits pultacés

sur les gencives, sur les replis des joues, dans les points
que des dents mauvaises pourraient à la longue excorier.
Chez les petites filles, il faut songer à la possibilité d'une
gangrène de la vulve et s'inquiéter du moindre flux
leucorrhéique pour lequel on prescrira des lotions et
surtout des soins hygiéniques.

Enfin dans toutes ces maladies comme dans les affections marastiques, chercher à soutenir ou à relever les
forces, c'est par là même combattre l'imminence de la
gangrène : et de fait c'est dans la gangrène confirmée
la seule règle de thérapeutique qui puisse s'adresser à
l'ensemble de l'économie.

Chez les vieillards, nous avons vu quelle importance
il faut attacher à ces troubles variés, souvent fugaces ou
mal accusés qui peuvent faire soupçonner l'existence du
rétrécissement artériel : la moindre exaspération de ces
symptômes exige un repos absolu, car il suffit d'une
cause occasionnelle minime pour transformer l'insuffisance artérielle en oblitération complète et définitive,
par la suppression de fonction des quelques collatérales
qui assurent encore la nutrition des membres.

Chez les diabétiques, la gangrène est une menace
permanente qui doit leur faire redouter tous les écarts
du régime auquel ils sont soumis : la fidèle et stricte
observance des règles de traitement auquel les astreint
la glycosurie est en somme la prophylaxie des gangrènes
qui peuvent les atteindre.

Dans l'intoxication par l'ergot de seigle, il y a lieu
de suspendre le médicament ou de chercher à reje-

ter de l'alimentation les substances qui le contiennent.

L'administration des préparations mercurielles doit également être surveillée de très près, en raison des accidents de stomatite qu'elle entraîne souvent chez des individus sains; elle sera contre-indiquée même pour des applications extérieures, dans les maladies qui s'accompagnent de manifestations sur la muqueuse buccale, et en particulier dans la rougeole.

Il est encore quelques moyens thérapeutiques qu'on doit éviter d'employer sans grand scrupule dans certaines maladies à tendance gangréneuse : tels sont, les vésicatoires, les sangsues, qui peuvent provoquer l'apparition de gangrènes, dans le scorbut, la rougeole, etc.

Lorsqu'on constate les signes d'un arrêt brusque de la circulation artérielle dans un membre, il faut chercher à rétablir le courant sanguin et à favoriser le développement des voies collatérales par l'application de topiques chauds, coussins de balle d'avoine, sachets de sable, cataplasmes, en ayant soin de surveiller leur action, car si la sensibilité a disparu, ils peuvent déterminer des lésions qui seront le point de départ d'un sphacèle.

Les médicaments qu'on a conseillés pour éviter la gangrène n'ont aucune action sur son mode de développement. Je signale ici les alcalins, vantés par Becquerel, et dont on n'a pas eu à se louer ; le quinquina, l'opium, qui n'agissent que sur les symptômes, douleur et putridité. Un seul mode de traitement domine toute l'histoire des gangrènes, c'est la médication tonique, et c'est sur lui seul qu'il faut fonder des espérances pour espérer une réaction salutaire contre une destruction qui ne peut rétrograder, mais qu'on a parfois le bonheur de limiter. Et même dans les formes inflammatoires des gangrènes, comme on le voit pour le poumon, ce qui domine, c'est la prostration, et c'est à ce symptôme essentiel que doit s'adresser la première indication thérapeutique. Il y a bien loin de ces données rationnelles à celles qui avaient présidé à la vulgarisation de la méthode antiphlogistique dans les gangrènes : Dupuytren n'avait en vue que l'artérite. Mais de nos jours, si celle-ci ne peut être mise en doute dans l'étiologie de certaines gangrènes, nous la rencontrons surtout, comme l'a observée M. Potain, à la fin des maladies fébriles, de la fièvre typhoïde, et c'est encore dans ces circonstances qu'il y a lieu de combattre l'état d'inopexie, et de relever les forces par l'emploi de la médication tonique et d'un régime réparateur.

La gangrène une fois déclarée, on doit chercher à en arrêter les progrès. Dans les gangrènes viscérales, il est difficile de remplir cette indication; le traitement s'adresse alors uniquement à l'état général. En même temps, on cherche à atténuer le symptôme pénible fourni par la fétidité de l'haleine au moyen de médicaments appropriés.

Sur les téguments, quand la gangrène s'accompagne d'un cercle éliminatoire, le rôle du médecin se borne à surveiller les complications possibles, à favoriser la chute des eschares, à combattre leur odeur putride.

Dans les gangrènes des muqueuses, il faut souvent chercher à limiter leur extension par des cautérisations et celles-ci doivent dépasser la zone envahie par la mortification. C'est dans ce but que l'on a recours au fer rouge, à la pâte de Vienne, à l'acide chlorhydrique.

Comme solution désinfectante, on emploie le permanganate de potasse au millième, les liquides chlorurés. Sur la joue, on fait des applications de compresses trempées dans le vin rouge, la décoction de quinquina, etc.

Les mêmes indications sont applicables à la gangrène du pharynx, à celle de la vulve.

Pour les gangrènes du poumon, on associe assez souvent les chlorures désinfectants à l'opium. Les pulvérisations de permanganate de potasse diminuent souvent la fétidité de l'haleine et des crachats, et dans ce but, M. Bucquoy recommande beaucoup les préparations d'eucalyptus. D'après Filehne, le ferment qui dissout les fibres élastiques serait détruit par la térébenthine, le thymol, l'acide salicylique, le sulfate de quinine. Avec tous ces moyens, on insistera particulièrement sur les préparations d'alcool et de quinquina.

La gangrène symétrique des extrémités donne lieu à quelques indications spéciales. Le traitement général doit évidemment tenir ici la première place et chez les femmes anémiques, d'une grande susceptibilité nerveuse, la médication reconstituante doit primer l'emploi des moyens locaux. Il en est de même dans les autres maladies et en particulier dans le diabète. Une femme observée par M. Raynaud, vit sa gangrène diminuer et s'améliorer jusqu'à guérison par l'emploi d'un régime approprié qui amena également la disparition du diabète. Il faut donc examiner les urines de tous les malades atteints de gangrène, car de la présence du sucre dérivera la notion principale qui présidera à une thérapeutique efficace.

Mais ainsi que l'admet M. Vulpian, la gangrène du type symétrique n'est pas toujours de cause centrale; les modifications vasculaires qu'on observe sur les extrémités peuvent dépendre d'une action indépendante des ganglions annexés aux nerfs vaso-moteurs, et dans ces cas, on bénéficie bien souvent d'un traitement local.

L'emploi de l'oxygène a donné des résultats heureux, mais il s'en faut qu'il agisse toujours aussi efficacement que l'avait espéré Laugier. On doit cependant en essayer l'usage et ne pas en attendre des résultats rapides, car M. Raynaud cite un malade en voie d'amélioration par la continuation de ce moyen depuis plus d'un an.

La cautérisation n'a pas été non plus sans amener quelques succès : M. Bernheim a publié l'observation d'une femme atteinte d'asphyxie symétrique des extrémités; des cautérisations ponctuées arrêtèrent la gangrène sur un doigt qu'elle avait frappé, et depuis,

dans chaque crise accompagnée de douleur, la malade
revenait se faire cautériser, en éprouvant chaque fois
un grand soulagement. M. Bernheim attribue ce résultat à la résolution du spasme vasculaire (*Revue
médicale de l'Est*, 1878). C'est encore en s'adressant à
l'élément vaso-moteur qu'on a proposé le traitement
par les courants continus, dont l'emploi pourra donner
d'excellents résultats.

TABLE DES MATIÈRES.

Paris. — Imp. de E. Donnaud, rue Cassette, 1.

INDEX BIBLIOGRAPHIQUE

ALLIBERT. Recherches sur une occlusion peu connue des vaisseaux artériels, considérée comme cause de gangrène. *Thèse de Paris*, 1828.

ANDRAL. *Traité d'anat. pathol.*, 1829, t. II. *Clinique médicale*, 4e édit.

V. ANDRY. De la gangrène et spécialement de celle que l'on a appelée gangrène spontanée. *Journal des Progrès*, t. X, p. 157.

AUGROS. De la gangrène du poumon dans la pneumonie aiguë franche. *Thèse de Paris*, 1866.

AVEZOU ET BÉRINGIER. Gangrène spontanée. *Bulletin de la société anatomique*, 1875.

AVISARD. Obs. sur les gangrènes spontanées ou par ossifications et oblitérations des artères. *Biblioth. méd.* t. LXIV, 1819.

BACQUIAS. *Mémoires de la Société académique de l'Aube*, 1864.

BAILLARGER. *Bulletins de l'Académie de médecine*, 1858.

BALL. Embolies pulmonaires. *Th. doct.*, Paris, 1862.

BARON. Sur une affection gangréneuse de la bouche particulière aux enfants. *Journal de médecine* de Leroux, etc. 1816, et *Bull. de l'Académie de médecine*,

BARRIER. De l'épidémie d'ergotisme gangréneux. *Gaz. méd. de Lyon*, 1855.

BARRIÉ. Oblitération de l'aorte abdominale et des iliaques primitives par un caillot, paraplégie subite. *Bull. de la Soc. anat.*, 1876, p. 27.

BARÉTY. Obs. de gangrène pulm. double, etc. *Gaz. méd.*, 1874.

Barthez et Rilliet. Traité des maladies des enfants, 1843.

Begg. Idiopathic Gangrene of the four extremities. *The Lancet,* 1870, p. 397.

Béhier. *Union médicale,* 1861.

Benni. Recherches sur quelques points de la gangrène spontanée. *Th. de Paris,* 1867.

Bernard Henri. *Gaz. médic.,* 1857, p. 323.

Bernheim. *Revue méd. de l'Est,* 1878.

Besnier. Sur la pleurésie gangréneuse d'emblée. *Bull. de la Société méd. des hôpitaux,* 1875.

Billard. De la gangrène sénile, *Th. de Paris,* 1821.

Billroth. Pathologie chirurgicale générale, 1858, p. 358.

Borsieri. *Instit. médic. prat.,* t. II, p. 26 ; 1817.

Boudet. *Dictionn.* en 30. 1843.

Bouillaud. Traité pratique, etc. du choléra-morbus de Paris, 1832. Traité clin. des mal. du cœur, t. II. Nosologie médic., t. II, p. 473.

Bourdon. Affect. cardiaque, gangrène des deux membres infér. Autopsie. *Gaz. des hôpitaux,* 1866, p. 583.

Bourdeau. Gangrène spontanée des extr. infér., dans la fièvre typhoïde, *Archives méd. belges,* 1874.

Bourguet (d'Aix). Observ. de gangrène spontanée de la jambe à forme sèche, consécutive à la fièvre typhoïde. *Gaz. hebdom.,* 1861, p. 250.

Bourgeois (d'Etampes). De la gangrène en masse des membres *Bull. de la Soc. méd. des hôpitaux,* 1857, p. 305.

Bourneville. Aphasie par ramollissement cérébral sans hémiplégie droite. Hémiplégie gauche. Gangrène du pied gauche. Autopsie. *Progrès médical,* 1874.

Bréhier. Quelques considérations sur l'asphyxie locale. *Th. de Paris,* 1874.

Bretonneau. Des inflammations spéciales des tissus muqueux. Paris, 1826.

Bricheteau. De la gangrène spontanée dans ses rapports avec l'artérite, 1851.

Brion. Gangrène spontanée. *Th. de Paris,* 1857.

Briquet. De la gangrène des extrémités bronchiques. *Arch. gén. de médecine,* 1841.

Brissaud. Observ. de gangrène sym. des extrémités. *Bull. de la Société clinique,* 1879.

Broca. Gangrène du pied consécutive à une oblitération de l'aorte
abdominale par embolie,etc., *Bull.de la Société de chirurgie*,1861.
Remarques sur la température du membre avant et pendant la
compression. *Bull. de la Soc. de Chir.*, 1862.
Eschares au sacrum chez un alcoolique; *Gaz. des hôpitaux*,
1878, p. 99.
Broussais. *Ann. de méd. phys.*, t. XI, 1837.
Bruny. *Journal de méd. de Bordeaux*, 1860.
Bucquoy. Gangrène sénile, *France médicale*, 1876 ; et gangrène du
poumon, *Gaz. des hôpitaux*, 1879.
Cauvy de Béziers. Gangrène de la jambe dans la convalescence
d'une fièvre typhoïde. Amputation, guérison. *Gaz. hebdom.*,
8 mars 1878.
Calmettes. Note sur les rapports de l'asphyxie locale des extrémités
avec la fièvre intermittente paludéenne. *Gazette méd.*, 1876,
Charcot. Gangrène du pied et de la jambe gauches. *Gaz. méd.*,
1856, p. 130.
Mémoires de la Société de biologie, 1855-56, 2° série, t. II, p. 213.
Gaz. hebdom., 1858, p. 755.
De la pneumonie chronique. *Thèse de concours*, 1860.
Documents concernant l'histoire des gangrènes diabétiques.
Gazette hebdom., 1861.
Union médicale, 1865.
Leçons sur les maladies du système nerveux.
Charcot et Ball. Pneumonie disséquante gangréneuse. *Union
médic.*, 1860.
Charcot et Dechambre. Laryngite nécrosique d'emblée, *Gaz. hebdom.*,
1859.
Chaucy-Puzey. Cas de gangrène sèche du pénis. *Th. british medical
journal*, août 1874.
Chauveau. Nécrobiose et gangrène. Etude expérimentale sur les
phénomènes de mortification et de putréfaction qui se passent
dans l'organisme animal vivant. *Comptes rendus de l'Acad. des
sciences*, 1873.
Chauveau. De la gangrène en masse des membres dans la fièvre
typhoïde. *Th. de Paris*, 1878.
Cheselden. Anatomie du corps humain. Londres, 1768, 10° édit.,
p. 139.
Chippendale. *Union méd.*, 1859.
Concato. De la gangrène pulmonaire, suite de pleurésie. *Rivista
clinica di Bologna*, 1878, décembre.

Corbin. De la gangrène superficielle du poumon. *Journal hebdoma-daire*, 1830.

A. Corlieu. La mort des rois de France (Louis XIV), 1873.

Courhaut. Traité de l'ergot, 1827, Châlon-sur-Saône.

Courtois. Quelques considérations sur la gangrène pulmonaire. *Th. de Strasbourg*, 1868.

Cruveilhier. *Anat. pathol.* 1852, t. II, p. 296.

Daffas. Quelques observations apportées à l'étude de la gangrène spontanée. *Th. de Paris*, 1872.

Debierre. De la gangrène spontanée dans la fièvre thyphoïde. *Th. de Paris*, 1877.

Debove. Gangrène symétrique des extrémités dans le cours d'une néphrite chronique. *Société médic. des hôpitaux*, 27 fév. 1880.

Delpech et Dubreuil. Mémorial des hôpitaux du Midi, t. I, p. 231, Paris, 1829.

Demandre. De la gangrène du poumon. *Th. de Paris*, 1878.

Demarquay. Gangrène des extrémités, *Bull. thérap.*, 1873.

Demme. (H.) Ueber die Veränderungen der Gewebe durch Brand. *Frankfurt a. M.*, 1857.

Despaignet. Quelques considérations sur les gangrènes spontanées des extrémités. *Th. de Paris*, 1859.

Dittrich. Ueber Lungenbrand in Folge von Bronchialerweiterung. *Erlangen*, 1860.

Döderlein. Zwei Fälle von spontaner Gangræn. *Erlangen*, 1849.

Dufour. Tuberculose généralisée suivie de gangrène de la bouche. *Soc. anatom.*, 1851.

Dujardin-Beaumetz. Gangrène spontanée du bras. *Bull. de la Soc. méd. des hôpit.*, 9 oct. 1874.

Duguet. De l'apoplexie pulmonaire. *Th. d'agrégation*, Paris, 1872.

Dumaz. J. De l'oblitération artérielle des membres par embolie et par thrombose. *Th. de Paris*, 1872.

Dumontpallier. Phlegmatia alba du côté gauche suite d'accouche-ment ayant amené une gangrène du poumon. *Soc. de biol.*, 1858.

Laryngite nécrosique dans la convalescence de la variole. *Bull. Soc. anat.*, 1861.

Dupuytren. *Leç. orales*, t. IV, p. 492, 1835.

Estlander. Brand in den unteren Extremitäten bei dem exanthematischen Typhus. *Archiv. für Klin. Chirurgie*, t. XII. Berlin, 1870.

A. FABRE. Gangrène du pied dans la fièvre typhoïde. *Gazette médic.*, 1857, p. 539.

FABRICE DE HILDEN. De gangræna et sphacelo. Col., 1593. Observationum et curationum chirurgicarum centuriæ, 1627.

FAURE. Gangrène des extrémités. *Gaz. des hôpit.*, 1875.

FELTZ. Traité clinique et expérimental des embolies capillaires, 1870.

FILEHNE. Sitzb. d. phys. med. Soc. zu Erlangen, 1877 et 1878. Analysé dans la *Revue des sc. médic.*, 1879.

FORGET. Lettres sur les concrétions des artères. *Gaz. hebdom.*, 1856. *Bull. de la Soc. méd. des hôpit.*, 1857.

FOULQUIER. De l'asphyxie locale des extrémités. *Thèse de Paris*, 1874.

FOURNET. *Journal hebdom.*, t. VII, p. 127; l'*Expérience*, 1837, p. 327.

DENIS FOURNIER. Traité de la gangrène et particulièrement de celle qui survient en la peste, 1670.

FOURRIÈRE. Gangrène du poumon par contusion. *Th. de Paris*, 1879.

FOVILLE. Dictionn. de médecine et de chir. pratiques, t. I.

VICTOR FRANÇOIS. Essai sur les gangrènes spontanées, 1832.

GENDRIN. Monographie du choléra, 1832. De l'artérite. *Gaz. des hôpitaux*, 1850.

GENEST. *Gazette médic. de Paris*, 1847.

GIGON. Note sur le sphacèle et la gangrène spontanée dans la fièvre typhoïde. *Union médic.*, 1861.

GODIN. Réflexions sur l'œdème considéré comme symptôme dans la gangrène spontanée. *Arch. gén. de méd.*, t. II, 1836.

GOUGENHEIM. Gangrène du poumon. *Soc. anat.*, 1878.

GOSSELIN. Nouveau dictionn. de médecine et de chir. Article *Erysipèle*.

GRABER. Gangrän der Extremitäten nach Typhus. Breslau, 1869.

GRANDVILLIERS. Trois cas de gangrène du poumon, à la suite d'hémorrhagies broncho-pulmonaires. *Nice médical*, 1877.

GRASSET. *Montpellier médical*, 1878.

GRIESINGER. Traité des maladies infectieuses.

GRISOLLE. Traité pratique de la pneumonie, 1841.

GUBLER. Mémoires sur l'angine maligne gangréneuse. *Archiv. gén. de méd.*, 1857.

GUISLAIN. Mémoire sur la gangrène des aliénés. *Gaz. méd.*, 1836.

Hameau, *Bordeaux médical*, 1873, nos 12, 13.

Hardy, Recherches sur les concrétions sanguines formées pendant la vie dans le cœur et les gros vaisseaux. *Th. d'agrégation*, 1838. Discussions au sujet d'un malade présenté par M. Després. *Bull. de l'Acad. de méd.*, 1876.
Clinique sur la sclérodermie. *Gaz. des hôpit.*, 1877, n° 78.

Hardy et Béhier, Pathologie interne, t. II.

Hayem. Fièvre typhoïde, gangrène sèche de la jambe et du pied gauches. *Progrés médic.*, 1875, p. 514.

Hattute. Gangrène spontanée (ergotisme gangréneux en Kabylie). *Recueil des mémoires de méd. militaire*, 1868, t. XXI.

Hébréard. Mémoire sur la gangrène, etc... Mémoires de la *Soc. de médec.*, 1817.

O. Heyfelder. Œdème de la glotte, gangrènes et nécroses du typhus. *Berlin, Klin. Wochen*, n° 28, 1878.

Himly. Abbandlung über den Brand der weichen und harten Theile. Göttingen, 1800.

Hippocrate. Epidémies, livre I, neuvième maladie.

Hodgkin, Harveian Society. London, 1852-53.

Holmes. Effets de l'extrait de seigle ergoté injecté dans les vaisseaux sur la pression artérielle. *Archives de phys.*, 1870.

Isnard. *Thèse de Paris*, 1818.

Jacobi. De connexu inter diabetem et affectiones cutis. Berolini, 1863.

Jaccoud. Nouv. Dict. de méd.; article *Diabéte*, 1869.

Jacubasch. Momification du membre inférieur gauche, embolie de l'artère iliaque consécutive à un athérome aortique. *Berlin Klin, Wochens*, n° 13, 1876

Jobert (de Lamballe). Considérations nouvelles sur l'étiologie et le traitement de la gangrène sèche des membres. *Bulletin de thérap.*, 1848.

Kannenberg. Ueber infusorien in Sputum. *Archiv. für Anat. und Phys.*, t. LXXV, 471.

Kellner. *Ueber Noma*. Berlin, 1870.

Kéraudren. Gangrène dans la fièvre jaune. *Arch. gén. de médecine* 1827.

Kuchenmeister. Ueber die constitutionnelle Schwürbildung, ein Anhaltspunkt zur Diagnose der Zuckerabsonderung der Nieren. *Gunsburg's Zeitschrift*, t. IV, 1853.

Kussmaul. *Virchow's Arch.*, 1858.

Laennec. Traité de l'auscultation médiate.

LABOULBÈNE. Traité d'anatomie pathologique.

LADEVÉZE. Quelques considérations sur la gangrène glycohémique. *Th. de Paris*, 1867,

LAGRANGE. Contrib. à l'étude de la sclérodermie. *Th. de Paris*, 1874.

LAMOTTE. Observations chirurgicales, t. III, p. 346.

LANCEREAUX. Article *Artérite* dans le *Dictionn. encycl. des sc. médic.* Nécroses et gangrènes, *Gaz. médic.*, 1872. Sur un cas de gangrène pulmonaire suivie de septicémie. *Arch. gén. de méd.*, 1871.

LANDOUZY. *Union médicale*, 1862.

LANGE. Gangrän der Geschlechtstheile beim Typhus. *Deutscke Klinik*, 1860.

LASÈGUE. Gangrènes du poumon guérissables. *Arch. gén. de méd.* 1857.

LATHAM. Facts and Opinions concerning diabetes. London, 1811.

LAURENCE. De la gangrène pulmonaire. *Th. de Paris*, 1840.

LAYCOCK. On fetid Bronchitis. *Med. Times and Gaz.*, 1857.

LEBERT. Traité d'anatomie pathol., 1855, t. I.

LECORCHÉ. Traité du diabète, 1877.

LEGROUX. Concrétions sanguines polypiformes développées pendant la vie. *Th. de Paris*, 1827. *Gazette hebdom.*, 1856-1857.

LEGROUX. De l'aphasie. *Th. de concours*, 1875.

LEMARCHAND. Études sur quelques points de l'histoire des oblitérations vasculaires. *Th. de Paris*, 1862.

LEPINE. Phlébite de la veine jugulaire, suite d'ostéite du rocher; embolies pulmonaires multiples. *Bull. de la Soc. anat.*, 1869.

LEREBOULLET. *Union méd.*, 1878.

LESUR. Gangrène spontanée des extrémités. *Th. de Paris*, 1859.

LEUDET. Notes pour le premier trimestre de 1878, communiquées au rapporteur sur les maladies régnantes. *Gaz. des hôpit.*, 1878, p. 481.

LEYDEN und JAFFE. Ueber putride Sputa nebst einigen Bemerkungen über Lungenbrand. *Archiv. für Klin. med.*, 1866.

LUCAS-CHAMPIONNIÈRE. Gangrène de la bouche. *Journ. de méd. et de chir. prat.*, 1875.

JOH. LÜDERS. Ueber Abstammung und Entwickelung des Bacterium termo. *Archiv. für mikroscopische. An. v. M. Schultze*, t. III, p. 348.

MAGENDIE. Leçons sur le choléra, 1832.

MAISONNEUVE. De la gangrène foudroyante, etc. *Acad. des sciences*, 1853.

Mangin. Caractères de la maladie décrite sous le nom de gangrèr' sénile. *Th. de Paris*, 1841.

Marchal (de Calvi). *Bull. de l'Acad. de méd.*, 1853. Recherches sur les accidents diabétiques. 1864.

Marchand. De la gangrène par ossification des artères. *Th. de Paris*, 1857.

G. Marchant. Congélation des orteils à gauche; sphacèle du membre inférieur droit. *Bull. de la soc. anat.* 26 février 1875.

Masserell. Ein Fall von spontaneer Gangren nach Abdominal Typhus. *Arch. f. Klinik med.*, Leipzig, 1869; Bd V.

Mercier. De la gangrène sèche des membres dans la fièvre typhoïde. *Arch. gén. de méd.*, 1878, t. II, p. 402.

Monneret. *Arch. gén. de méd.*, 1839.

Monneret et de la Berge. Angine gangréneuse, *in* Compendium de médecine, t. I; gangrènes, t. IV.

Moran. Oblitération artérielle dans la jambe gauche, puis aphonie dans la convalescence d'une fièvre typhoïde. Guérison. *Bull. de la Soc. méd. de la Suisse romane*, juillet 1869.

Morgagni. De sedibus et causis morborum, epist. LV.

Motv. De la gangrène dans les fièvres intermittentes. *Gaz. des hôpit.*, 1879, p. 372 et 386.

Mouchet. Des affections secondaires du choléra. *Th. de Paris*, 1867.

Musset. *Union médicale*, 1857-1859.

Pachmayr. Verhandl. der phys. und Gesells. *in* Würzburg, 1869.

Panaroli. Iatrolog. pentec. quinque. Hanov. 1654.

Parrot. Troubles digestifs, muguet, mort, stéatose viscérale, coagulations dans les artères pulmonaires, ramollissement des poumons. *Soc. de biol.*, 1873, p. 173.

Pasteur. *Comptes rendus de l'Ac. des sciences*, 1867.

Patry. De la gangrène des membres dans la fièvre typhoïde. *Arch. gén. de méd.* 1863.

Peddie. *Arch. gén. de méd.*, t. II, 1833.

Peter. Article *Angines*, du *Dictionn. encyclop. des sc. médic.*

Peyrot. Pronostic des accidents gangréneux diabétiques. *Th. de Paris*, 1873.

Pioch. De la gangrène partielle du pied attribuée à un caillot détaché du cœur. *Gaz. méd. de Paris*, 1847.

Peyres. Note sur l'anatomie pathol. et la pathogénie de certains cas de gangrène spontanée. *Progrès médical*, 1875.

Ploucquet. De cheilocace. Tübingen, 1794.

A. Podres. Gangrène spontanée à la suite de la syphilis. *Centralbl. f. Chir.*, 1876, n° 33.

Potain. *Bull. de la Soc. anat.*, 1863.
Article *Cerveau*, du *Dictionn. encycl. des sc. méd.*
De l'artérite dans la fièvre typhoïde. *Gazette des hôpit.*, 1878.

Pott (Percivall). Observations sur la mortification des pieds et des orteils. *Chirurg. Works.* London, 1779, t. II.

Proct. *Bull. Soc. méd. des hôpit.* 1878.

Quesnay. Traité de la gangrène, 1749.

Quinquaud. Essai sur le puerpéralisme infectieux, etc. *Th. de Paris,* 1872.

Ch. Racle. Mémoire sur un nouveau caractère de la gangrène, etc. *Gaz. méd.*, 1849.

Raingeard. Gangrène spontanée des extrémités. *Th. de Paris,* 1867.

Raynaud (Maurice). De l'asphyxie locale des extrémités. *Th. de Paris,* 1862.
Article gangrène du *Nouveau dictionn. de méd. et chirurg.*
Soc. méd. des hôpit., 9 juillet 1875.

Read. Traité du seigle ergoté. Metz, 1774, 2_e édit.

P. Richer. Affection cardiaque, embolie du bras gauche; accompagné de deux planches. *Bull. de la Soc. anat.*, 11 janvier 1878.

Richter. Der Wasserkrebs der Kinder, Berlin, 1828.

Rindfleisch. Traité d'histologie pathol., traduc. française, 1873.

Robin (Albert). Physiol. path. d'un cas de gangrène du poumon avec oblitération de l'artère pulmonaire. *Bull. de la Soc. anat.*, 1875.

Roche. Nouveaux éléments de pathol. médico-chirurg., t. I. p. 217.

Rojnitza. Aphasie avec hémiplégie et gangrène simultanée des extrémités. *Th. de Paris,* 1874.

Salerne. Mémoire sur les maladies que cause le seigle ergoté, Paris, 1775.

Samuel. Die trophischen nerven. Leipzig, 1860.

Sansom. *The Lancet*, octobre 1877, p. 538.

Sauvages. Nosologie, t. V, p. 321 ; 1767.

Say. Cas de gangrène du pénis sans gangrène de la peau, par thrombose, phlébite des veines iliaques internes. *Path. Soc. méd. Times and Gaz.*, octobre 1878.

Schiff. Nouvelles recherches sur la glycogénie animale. *Journ. de l'anat. et phys.*, 1866.

Schützenberger. Oblitération subite des artères par des corps

solides ou des concrétions fibrineuses détachées du cœur, etc.
Gaz. méd. de Strasbourg, 1857. *Gazette hebdom*, 1858. *Gaz. méd
de Strasbourg*, 1867.

SCHEBER et BUFF. Zeitschft. f. rationn. medicin., p. 237.

SIMPSON's *Obstetric Works*, t. II.

Société anatomique de Nantes. Gangrène après la fièvre typhoïde.
Gaz. des hôpit., 1878.

SOSTRAT. Gangrène morbilleuse chez les enfants. *Th. de Paris*, 1871.

SPIRE. Gangrène du mollet et d'une partie du pied à la suite d'un
rhumat. artic. aigu. *Revue médic. de l'Est*, 1877.

SQUINTANI. *Gazetta méd. italiana*, 1859, n° 43.

TARDIEU. Du choléra épidémique, leçons professées à la Faculté
de médecine, 1849.

THÉZE. Quelques considérations sur un cas d'asphyxie locale des
extrémités. *Th. de Paris*, 1872.

THOMAS Gangrène morbilleuse. *Th. de Paris*, 1869.

TOURDES. *Th. de Strasbourg*, 1848.

TRIPIER. Sur une nouvelle cause de gangrène spontanée avec
oblitération des artérioles capillaires.

TROUSSEAU. Clinique médicale, t. II.

TRUDEAU. De la gangrène spontanée et des indications chirurgicales
dans le sphacèle des membres. *Gaz. hebdom*, 1858.

TURNER. Gangrène des extrémités inf.; embolies artér. rétréciss.
mitral. Concrétions fibrin. de l'auricule gauche. *Bull. Soc. anat.*,
1874.

UHLE et WAGNER. Nouveaux éléments de pathologie générale, 1872.

VALENTIN. Lehrbuch der Physiologie, 1844, t. I.

VALETTE. *Lyon médical et France médicale*, 1876.

VANLAIR. Recherches histologiques sur l'endartérite gangréneuse.
Arch. de physiol., 1872.

VAN SWIETEN. Comment. aphor., t. II, aph. 424, et t. I, p. 679.

VAN WETTER et DENEFFE. Gangrène de l'avant-bras conséc. à une
embolie de l'art. hum. ; amput., guérison. *Presse méd. belge*,
1876.

VEAGH. Gangrenous eschar of the tonsils. Death Dublin quart.
Journ., 1867.

VÉTILLARD. Mémoire sur une espèce de poison, etc. Paris, 1770.

VIARD. De la gangrène spontanée. *Th. de Paris*, 1850.

VILLEMIN. Causes et nature du scorbut. *Bull. Acad. de méd.*, août
1874.

Virchow. Brand Metastase von des Lunge auf des Gehirn, in *Archiv. f. path. anat.*, Bd V, s 275.

  Nekrose und Brand *in* Handbuch der speciallen Path. und Ther., t. I, s. 289, 1854.

Vogt. Zeits. f. rationn. Med., 1844.

Vulpian. *Soc. biol.*, 14 déc. 1872.

  Bull. Acad. de méd., 1er avril 1873.

  Leçons sur l'appareil vaso-moteur, 1875, p. 610.

Walshe. Traité des maladies de poitrine.

Weber Otto. In Pitha et Billroth, *Handbuch der allgemeinen und speciellen chirurgie.*

Woillez. Traité clinique des maladies aiguës des voies respiratoires, 1872.

Zambaco. De la gangrène spontanée produite par troubles nerveux. *Th. de Paris*, 1857.

Paris. — Imp. de E. DONNAUD, rue Cassette, 1.

LIBRAIRIE J.-B. BAILLIÈRE ET FILS

BRAIDWOOD (P.M.). De la Pyohémie ou fièvre suppurative, 1871, in-8 de 300 pages, avec 12 planches chromolithographiées. . . . . 8 fr.

CRUVEILHIER. Traité d'anatomie pathologique générale, *Ouvrage complet*. Paris, 1849-1864, 5. vol. in-8. . . . . 35 fr.

CUFFER. Recherches cliniques et expérimentales sur les altérations du sang, dans l'urémie, et sur la pathogénie des accidents urémiques. Respiration de Cheyne Stokes dans l'urémie, 1878, gr. in-8 de 79 pages. . . . . 2 fr.

DESPINE ET PICOT. Manuel pratique des maladies de l'enfance. par A. DESPINE, professeur à l'Université de Genève, et C. PICOT, médecin de l'infirmerie du Prieuré de Genève. *Deuxième édition.* Paris, 1879, 1 vol. in-18 jésus, viii-595 pages. . . . . 6 fr.

FELTZ. Traité clinique et expérimental des embolies capillaires. *Deuxième édition.* 1870, in-8 de 450 pages, avec 11 planches chromolithographiées, comprenant 90 dessins. . . . . 12 fr.

GRIESINGER. Traité des maladies infectieuses, Maladies des marais, fièvre jaune, maladies typhoïde, fièvre récurrente ou à rechutes, typhoïde bilieuse, peste, choléra. *Deuxième édition* revue et annotée par le Dr E. Vallin, 1877, 1 vol. in-8, xxxii-742 pages. . . . . 10 fr.

HUMBERT. Etude sur la septicémie intestinale, accidents consécutifs à l'absorption des matières septiques par la muqueuse de l'intestin, 1873, in-8, 100 pages. 2 fr. 50

JEANNEL. De l'Infection purulente ou Piohémie. Ouvrage couronné par la Société de chirurgie (prix Gerdy). Paris, 1880, in-8.

LABOULBÈNE. Nouveaux éléments d'anatomie pathologique, descriptive et histologique. Paris, 1879, 1 vol. gr. in-8, 930 pages avec 207 figures dans le texte. . . . . 20 fr.

LAVERAN ET TEISSIER. Nouveaux éléments de pathologie et de clinique médicale, par A. LAVERAN, professeur agrégé à l'École de médecine militaire du val-de-Grâce, et J. TEISSIER, professeur agrégé à la Faculté de médecine de Lyon. Paris, 1879, 2 vol., petit in-8, avec figures intercalées dans le texte. L'ouvrage complet. . . . . 15 fr.

LEUDET. Clinique médicale de l'Hôtel-Dieu de Rouen, 1874, 4 vol. in-8 de 650 pages. . . . . 8 fr.

RICHELOT. De la Péritonite herniaire et de ses rapports avec l'étranglement, 1874, in-8 de 68 pages. . . . . 2 fr.

RINDFLEISCH (Edouard). Traité d'histologie pathologique, traduit et annoté par le Dr F. Gross, professeur à la Faculté de médecine de Nancy, 1873, 1 vol. grand in-8 de 739 pages avec 269 figures. . . 14 fr.

TROUSSEAU. Clinique médicale de l'Hôtel-Dieu de Paris. *Cinquième édition*, par le docteur MICHEL PETER. Paris, 1877, 3 vol. in-8, ensemble 2610 pages avec un portrait gravé de l'auteur. . . . . . 32 fr.

Paris. — Imprimerie de E. Donnaud, rue Cassette, 1.

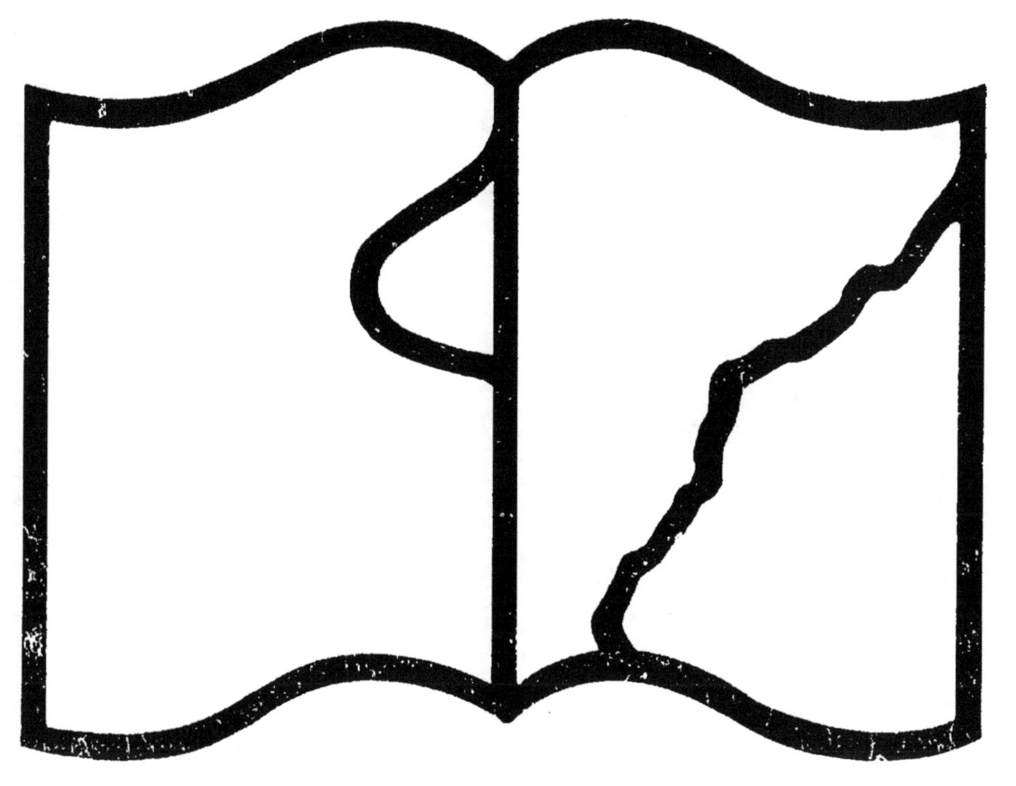

Texte détérioré — reliure défectueuse

NF Z 43-120-11

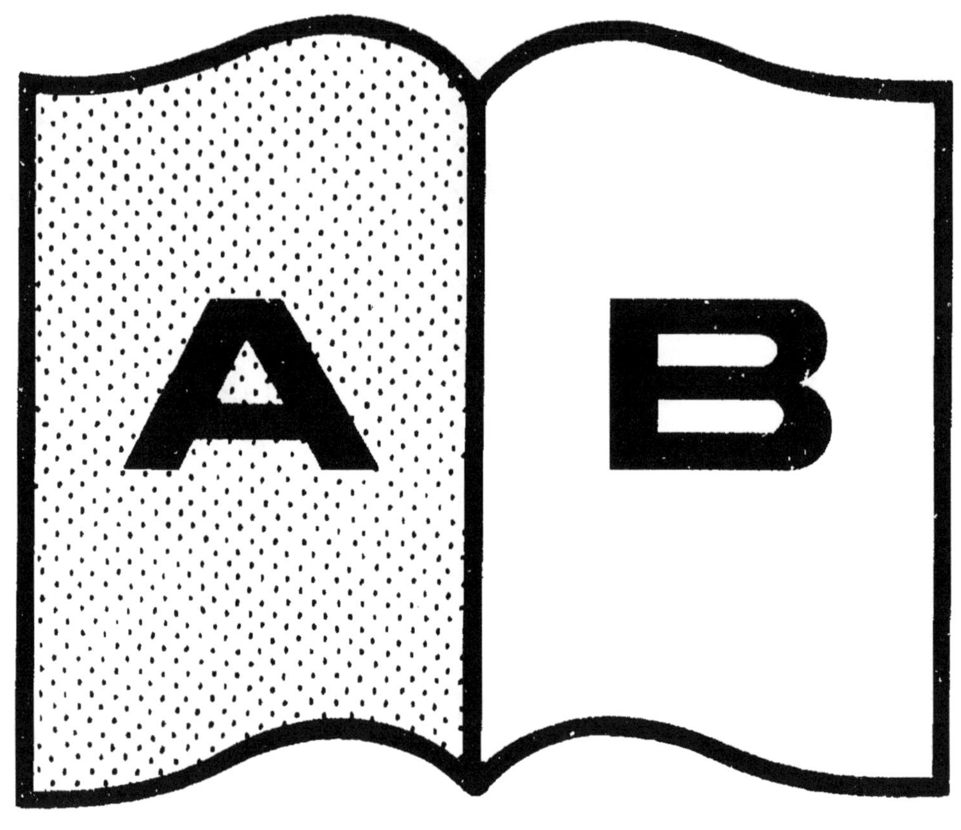

Contraste insuffisant

NF Z 43-120-14